糖尿病视网膜病变的防与治

主 编　颜　华　孟祥达　韩　琪
编 委　（以姓氏汉语拼音为序）
　　　　韩　琪　刘媛媛　孟祥达
　　　　颜　华　杨文慧　由彩云
　　　　于金国　赵娉婷　周　伟

U0303067

科学出版社
北 京

内 容 简 介

糖尿病视网膜病变作为糖尿病的微血管并发症之一，是一种严重影响视力的慢性进行性疾病。本书从其病因、发病机制、临床表现、诊断、治疗、预防、筛查与转诊等方面全面阐述这一致盲性眼病，为从事眼科临床工作的基层医生、住院医师提供参考，同时也为广大群众提供科普参考。

图书在版编目(CIP)数据

糖尿病视网膜病变的防与治 / 颜华，孟祥达，韩琪主编. —北京：科学出版社，2019.10
ISBN 978-7-03-062556-4

Ⅰ. ①糖… Ⅱ. ①颜… ②孟… ③韩… Ⅲ. ①糖尿病–并发症–视网膜疾病–防治–技术培训–教材 Ⅳ. ①R587.2 ②R774.1

中国版本图书馆CIP数据核字(2019)第223082号

责任编辑：王锞韫 / 责任校对：郭瑞芝
责任印制：徐晓晨 / 封面设计：陈 敬

科 学 出 版 社 出版
北京东黄城根北街 16 号
邮政编码：100717
http://www.sciencep.com

北京建宏印刷有限公司 印刷
科学出版社发行 各地新华书店经销
*
2019 年 10 月第 一 版 开本：787×960 1/32
2020 年 1 月第 二 次印刷 印张：4 1/2
字数：60 000
定价：35.00 元
（如有印装质量问题，我社负责调换）

目　　录

第一章　概　　述

一、什么是糖尿病

糖尿病是由遗传和环境因素共同引起的一组以慢性高血糖为主要特征的临床综合征，是因胰岛素分泌和（或）胰岛素作用绝对或相对不足引起的。临床上可以出现典型的多食、多饮、多尿、体重下降等症状。

随着我国人民生活方式的改变及医疗卫生水平的提高，人们的寿命延长，人口呈现老龄化趋势，以心脑血管疾病、恶性肿瘤等为主的慢性非感染性疾病明显增加，慢性非感染性疾病已经成为威胁我国人民健康的主要疾病，而糖尿病又是心脑血管疾病的主要危险因素。21世纪，糖尿病在世界范围内呈现流行趋势，无论是新诊断的糖尿病还是已经确诊的糖尿病，患病人数均呈现逐年上升趋势。统计资料显示，全球成人糖尿病患者人数已经超过4亿，预计到2045年将有6亿多成年人患糖尿病。目前我国糖尿病患者已经超过1亿，糖尿病的患病率由20世纪80年代初的不足1%，历经近40年，已经迅速上升到超过 10%，可见我国糖尿病发病率的上升速度是惊人的，糖尿病患者人数已位居全球第 1 位，这其中新增糖尿病患者人数明显高于已确诊糖尿病患者人数，而且其发病年龄低龄化倾向越来越明显。

糖尿病的诊断主要依据静脉血浆葡萄糖浓度，而不是毛细血管血的血糖检测结果。经典的诊断标准是静脉血浆葡萄糖浓度≥11.1mmol/L（1mmol/L=18g/L）或空腹血浆葡萄糖浓度≥7.0mmol/L 或口服葡萄糖耐量试验（oral glucose tolerance test，OGTT）2h 的血糖浓度≥11.1mmol/L。目前国际上已将糖化血红蛋白（HbA1c）纳入糖尿病诊断指标之一，以糖化血红蛋白≥6.5%作为诊断切点。糖化血红蛋白是血液红细胞中的血红蛋白与葡萄糖结合的产物，它反映了人体 2～3 个月内平均血浆葡萄糖浓度，即反映了人体长期血糖控制的质量，而不是反映即时血糖浓度。糖化血红蛋白不受血糖短时波动的影响，较瞬时血糖监测更能反映糖尿病患者血糖控制的好坏，所以在中国将糖化血红蛋白作为诊断糖尿病的指标之一，以及糖尿病血糖控制的指标。多项研究表明，糖化血红蛋白水平高，与糖尿病各种并发症的发生有密切关系。

糖尿病按病因分为如下几型。

（1）1 型糖尿病：由于胰岛 B 细胞受到破坏，出现机体胰岛素绝对缺乏，通常与遗传、环境及自身免疫因素有关，此型患者常会出现典型的临床表现。

（2）2 型糖尿病：由于胰岛素释放和作用缺陷所致，其遗传因素较 1 型糖尿病明显，肥胖、高热量饮食、体力活动不足、增龄也是其主要因素。2 型糖尿病多在 35～40 岁之后发病，占糖尿病患者 90%以上，是糖尿病最常见的类型，此型较重患者常会出现典型的临床表现。

（3）其他特殊类型糖尿病：青少年的成人型糖尿病、线粒体糖尿病、内分泌疾病和药物性继发性糖尿病等。

（4）妊娠糖尿病：首次在妊娠期间发现的糖尿病或糖耐量受损。

二、糖尿病的危害

糖尿病对机体的危害可以说是无孔不入，甚至可以导致患者致残、死亡。

糖尿病流行病学调查发现，新增糖尿病患者人数明显高于已确诊的糖尿病患者人数，提示新增糖尿病人群中，很多人在被确诊为糖尿病之前，并不知道自己已患糖尿病多年。由于糖尿病症状比较隐匿，患者可以没有任何不适，在糖尿病确诊以前，有些患者可能已存在很长时间的高血糖，有些只是间歇性血糖异常，因此，患者实际的糖尿病病程远长于确诊的糖尿病病程。

目前，我国在确诊的糖尿病患者中，部分患者没有接受规范化治疗，而接受治疗的患者中，很多患者血糖控制不达标。持续的高血糖在不知不觉中侵蚀着身体的血管及神经，引起器官组织的病变，其损害的范围之广，是你所想象不到的。很多患者认为只是血糖有些偏高，没有任何不适，因此，容易放松警惕，不以为意，以至于长期的高血糖治疗不规范或未做任何治疗，最终导致身体各种组织器官损害及功能障碍，出现各种并发症，特别是眼、肾、心脑血管及神经的并发症最常见。有的患者是以糖尿病急性并发症为首发表现，如出现酮症酸中毒、昏迷而就诊后确诊。有些患者因为出现身体的应激情况，如外科手术、感染、急性心肌梗死或脑血管意外等而被发现患有糖尿病，而以视力下降为首发表现的患者也相当多见。

糖尿病可损害机体的微血管和大血管，引起一系列并发症。常见的糖尿病微血管病变主要有糖尿病肾病、糖尿病视网膜病变、糖尿病神经病变。糖尿病大血管病变主要有大、中动脉粥样硬化，累及心脑血管及周围血管，发生心肌梗死、脑血管意外、糖尿病足等。

临床上，糖尿病还可引起急性及慢性并发症，具有不同的临床表现。

糖尿病急性并发症，如糖尿病酮症酸中毒和非酮症高渗综合征最为常见，其来势凶猛，如不能及时得到救治，将会危及生命。其他糖尿病急性并发症还有乳酸性酸中毒、低血糖症等。

随着患者病程延长，糖尿病慢性并发症越来越多，严重影响患者的生存质量，特别是糖尿病所致心脑血管病变更是危及生命。

糖尿病心血管病变导致心绞痛、心肌梗死、心力衰竭和猝死；糖尿病脑血管病变导致脑血管意外；糖尿病肾脏损害导致蛋白尿甚至尿毒症；糖尿病外周血管损害可以导致糖尿病足，有时甚至需要截肢；糖尿病神经损害导致患者四肢疼痛、感觉丧失、膀胱尿潴留、阳痿；糖尿病胃肠道病变可以出现胃轻瘫、消化性溃疡、便秘、腹泻；

糖尿病患者易患各种感染；糖尿病对孕产妇及胎儿的损害，如影响胎儿的生长发育；糖尿病其他合并症及合并症，还有高血压和高血脂。糖尿病眼部损害以糖尿病视网膜病变最为常见，其他还有糖尿病性白内障、糖尿病性眼肌麻痹、新生血管性青光眼、糖尿病性角膜病变、虹膜炎等。

以上各种糖尿病所引起的并发症及合并症成为导致糖尿病患者致残、致盲、致死的重要原因。

三、什么是糖尿病视网膜病变

糖尿病视网膜病变是糖尿病导致的视网膜微血管损害所引起的一系列典型病变，是一种影响视力甚至可以致盲的慢性进行性疾病。由于血糖增高，导致视网膜微血管管壁病变、渗漏、闭塞，从而引起视网膜出现微血管瘤、出血、硬性渗出、棉絮斑、视网膜内微血管异常、静脉串珠样改变、新生血管形成、玻璃体积血、纤维组织增生、牵拉性视网膜脱离，还可引起黄斑水肿、视神经病变、青光眼等。

糖尿病视网膜病变是糖尿病全身血管病变的一部分，也是糖尿病微血管病变在眼部的一个反映，更是临床上最容易被医生通过常规检查发现的微血管病变。糖尿病视网膜病变的程度反映了全身微血管病变的发展程度。

目前全球有 1 亿多成年人患有糖尿病视网膜病变，占糖尿病患者的 35%；有 4000 多万成年人患有威胁视力的糖尿病视网膜病变，占糖尿病患者的 11%。随着我国糖尿病人群逐年增多，糖尿病视网膜病变的患病人数将会不断增加，威胁视力的糖尿病视网膜病变的患病人数也将增加。预计到 2040 年，我国将有 2 亿多成年人患糖尿病视网膜病变，将有 7000 多万成年人患有威胁视力的糖尿病视网膜病变。

糖尿病视网膜病变分为非增生性和增生性两大类。非增生性又分为轻度非增生性（有视网膜微血管瘤）、中度非增生性[视网膜出血、硬性渗出和（或）棉絮斑]、重度非增生性（每个象限视网膜内出血点≥20 个，或者至少 2 个象限已有明确的静脉串珠样改变，或者至少 1 个象限视网膜内微血管异常）。增生性又分为增生早期（出现视网膜新生血管或视盘新生血管）、纤维增生期（出现纤维膜，可伴视网膜前出血或玻璃体积血）、增生晚期（牵拉性视网膜脱离，合并纤维膜，合并或不合并玻璃体积血，也包括虹膜和房角的新生血管）。糖尿病黄斑水肿分为局灶型和弥漫型黄斑水肿。

四、糖尿病视网膜病变的危害

糖尿病视网膜病变是糖尿病的主要慢性并发症之一，也是糖尿病慢性并发症中最常见的并发症。目前在世界范围内糖尿病视网膜病变被公认为主要的致盲性眼病之一。

糖尿病视网膜病变患病与糖尿病病程、血糖控制程度、血压、血脂有关。随着糖尿病病程延长，糖尿病视网膜病变的患病率逐年升高。病程超过5年的2型糖尿病患者，糖尿病视网膜病变发生率明显增加，而病程小于5年的1型糖尿病患者，糖尿病视网膜病变也是很常见的。如果糖尿病患者血糖控制不佳，同时患有高血压、高血脂等，更容易罹患糖尿病视网膜病变。

由于糖尿病视网膜病变属于可治疗性眼病，早期筛查非常重要，虽然早期治疗可以避免失明，但是错过最佳治疗时机，将会造成不同程度的视力障碍甚至失明。因此，了解糖尿病视网膜病变危害，重视早期筛查的重要性，并积极早期治疗，对于避免糖尿病视网膜病变致盲非常重要。

在糖尿病视网膜病变早期，患者可无任何感觉，尤其在病变未侵及视网膜黄斑区、视神经，或未出现玻璃体积血时，容易被当成"正常眼"而延误治疗。也有的老年人将糖尿病视网膜病变造成的视力损害误认为患了老年性白内障而未予以重视及治疗。

糖尿病视网膜病变的危害有哪些呢？

（1）视力减退：糖尿病视网膜病变出现的视网膜出血、渗出、水肿等累及黄斑区，以及糖尿病视神经病变，会造成患者不同程度的视力下降或视物变形等。有的患者表现为突然视力下降，有的患者表现为缓慢视力下降，常自认为是白内障而忽视了糖尿病视网膜病变，期望通过白内障手术来恢复视力，而实际是糖尿病视网膜病变损害视力，从而延误最佳治疗时机，造成终身遗憾。

（2）失明：糖尿病视网膜病变发生玻璃体积血，会造成患者突然视力下降，玻璃体纤维血管膜机化、牵拉性视网膜脱离等增生性糖尿病视网膜病变对患者的视力影响非常大，治疗不及时可最终导致失明，有的还会造成眼球萎缩。

（3）眼痛：当患者发生糖尿病视网膜病变而

未及时治疗时，可继发新生血管性青光眼，此时患者眼痛明显，视力急剧下降，甚至失明，同时还会伴有眼胀、头痛、恶心、呕吐等症状。

糖尿病视网膜病变视力损害一旦发生则难以逆转，因此，糖尿病视网膜病变的防治重在预防。糖尿病视网膜病变早期筛查极为重要，一旦发生糖尿病视网膜病变，则重在抑制其进展；已经发生了糖尿病黄斑水肿或严重的增生性糖尿病视网膜病变，则及时采取合理的治疗手段干预，以减轻视力损害程度，降低致盲率。

糖尿病患者的血糖控制很大程度上依靠患者自己，因此，加强糖尿病患者自我管理非常必要。目前认为良好地控制血糖、血压、血脂，可以延缓或阻止糖尿病视网膜病变的发生和发展；改变不良嗜好或生活习惯，如控烟、控酒，也可以预防或延缓糖尿病视网膜病变的进展。因此，提倡健康的生活方式及合理的饮食习惯非常重要，如避免过度劳累、紧张，限制高热量、高脂肪、高盐饮食，多吃新鲜蔬菜、水果，多吃富含纤维素食物，增加有氧体育活动，控制体重等。

（韩　琪）

第二章 认识视网膜

一、视网膜的位置

　　眼球包括眼球壁及眼内容物，眼内容物包括房水、晶状体、玻璃体。眼球壁分为三层：最外层为纤维膜，包括角膜和巩膜；中间层为葡萄膜（血管膜），包括虹膜、睫状体、脉络膜；最内层为视网膜。视网膜为一层膜状组织，结构精细复杂，其前界为锯齿缘，后界止于视神经。视网膜具有光敏功能，作为眼睛的光学器件在视网膜上创建视觉世界的聚焦二维图像，并将该图像转换成对大脑的电神经冲动以产生视觉感知，视网膜提供类似于相机中的电荷耦合器件的功能。视网膜的位置及邻近组织见图2.1。

　　在脊椎动物胚胎发育过程中，视网膜和视神经起源于发育中的大脑，特别是胚胎间脑。因此，视网膜被认为是中枢神经系统的一部分，实际上是脑组织。视网膜的位置起源于眼球发育过程中视泡外壁内陷形成双层视杯，视杯外层的细胞产生色素，发育为色素上皮细胞，内层的细胞迅速增殖并分化为各种光感受器、胶质细胞、中间神经元和神经节细胞，它们共同构成神经视网膜。

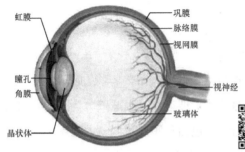

图 2.1　视网膜位置及邻近组织

扫二维码
看彩图

二、视网膜的解剖

成人的视网膜约占眼球内面表面积的 72%，球面的直径约为 22mm。视网膜是一层菲薄的组织，由于其外侧为含有丰富血管的脉络膜，所以正常人的眼底呈现脉络膜的颜色，为橘红色（图2.2），明亮而具有光泽，在视网膜的后极部偏鼻侧可见到一直径约 1.5mm 的圆形浅红色区域，称为视盘（即视神经乳头），它是视网膜血管、神经纤维进出眼球的必经之路。因为这里没有感光细胞，所以这个点也被称为生理盲点。在视盘的中央可以看到分为 4 支的视网膜中央动脉和中央静脉，动脉和静脉相伴而行，走向视网膜的周边部，这些血管是维持视网膜营养的重要保证。视网膜有两套供血系统，视网膜中央动脉供应视网膜内层，睫状后动脉发出分支形成的脉络膜毛细血管供应视网膜外层，并发出分支形成睫状视网膜动脉。15%～30%的眼由睫状视网膜动脉供应视网膜内层小部分区域，特别是提供黄斑区血液供应具有重要的临床意义。视网膜中央动脉为终末动脉，它的阻塞引起视网膜急性缺血缺氧，视力严重下降，是导致失明的眼科急症之一。睫状血管系统彼此有交通，故阻塞性疾病不多见。如果眼动脉发生阻塞，则其分支视网膜中央动脉和睫状后动脉同时缺血，使视网膜内层和外层营养供应

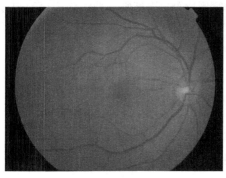

图 2.2　正常眼底图

扫二维码
看彩图

全部中断，其致盲率高，后果严重。从视盘向颞侧方向约 3mm 是黄斑，其中心是黄斑中心凹，为眼睛感光最灵敏区域，也是视觉最敏感区。当注视某物体时，眼球不自觉转动，使光线聚焦于黄斑中心凹。中心凹周围约 6mm 的区域被称为中央视网膜，其外是边缘视网膜。视网膜的边缘是锯齿缘。

视网膜由几层神经元通过突触相互连接而成。神经视网膜是指视网膜内的3层神经细胞（光感受器细胞、双极细胞和神经节细胞）。第一神经元为光感受器细胞，主要作用为感光，包括视锥细胞和视杆细胞，其中视锥细胞司明视觉、色觉，主要分布在黄斑区，此区受损则发生中心视力下降和色觉异常；视杆细胞司暗视觉，主要分布在视网膜周边部，视杆细胞功能障碍可引起夜盲症。第二神经元为双极细胞，主要为联络作用。第三神经元为神经节细胞，主管传导功能。所以视觉的形成通路为光感受器感受光，形成神经冲动，双极细胞传导，神经节细胞接收信号并传至视觉中枢形成视觉。

视网膜整体上包括 10 层不同结构，由内到外分别如下所述（图 2.3）。

（1）内界膜。

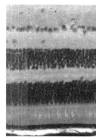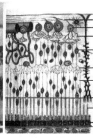

内界膜
神经纤维层
神经节细胞层
内丛状层
内核层
外丛状层
外核层
外界膜
视细胞层
色素上皮层
视网膜

图 2.3 视网膜组织结构图
左侧为光镜下视网膜各层结构图，右侧为模式图

扫二维码
看彩图

（2）神经纤维层：神经节细胞的轴突。

（3）神经节细胞层：包含神经节细胞核，视神经从这里开始。

（4）内丛状层：包含双极细胞轴突与神经节细胞和无长突细胞的树突之间的突触。

（5）内核层：由双极细胞、水平细胞、无长突细胞、Müller 细胞的细胞核组成。

（6）外丛状层：由光感受器细胞的轴突及双极细胞树突水平细胞突起组成，它们之间的接触称为突触。

（7）外核层：视杆细胞和视锥细胞的细胞体。

（8）外界膜：将光感受器的内部区段部分与其细胞核分开的层。

（9）视细胞层：视杆细胞和视锥细胞层。

（10）视网膜色素上皮（retinal pigment epithelium，RPE）层。

注：黄斑中心凹仅有色素上皮、光感受器、外界膜、外核层、外丛状层、内界膜。

RPE 具有复杂的生物学功能，包括为感觉层视网膜的外层细胞提供营养、吞噬和消化感受器细胞外节膜盘，维持新陈代谢等重要功能。RPE与脉络膜最内层的玻璃膜（Bruch 膜）粘连紧密，并与脉络膜毛细血管层共同组成一个统一的功能单位，即 RPE-玻璃膜-脉络膜毛细血管复合体，对维持光感受器微环境具有重要作用。很多眼底病如年龄相关性黄斑变性、视网膜色素变性、各种脉络膜视网膜病变与该复合体的损害有关。

正常视网膜具有两种血-视网膜屏障，即视网膜内屏障和外屏障，使视网膜保持干燥而透明。视网膜毛细血管内皮细胞间的闭合小带与壁内周细胞形成视网膜内屏障；RPE 和其间的闭合小带构成视网膜外屏障。上述任何一种屏障受到破坏，血浆成分必将渗入神经上皮层内或神经上皮层下，引起视网膜神经上皮水肿或神经上皮脱离。

三、黄斑

黄斑是人眼视网膜中央附近一卵圆形染色区域，直径约 5.5mm（图 2.4）。黄斑还可再细分为中心凹、中心小凹、旁中心凹区和中心凹周边区（图 2.5）。中心凹（fovea, fovea centralis）是位于黄斑中央的浅漏斗状凹陷区，直径约 1.5mm，其侧面称为斜坡。中心凹的组织学特征为此部位视锥细胞最为密集，其中心 0.5～0.7mm 直径范围内无视杆细胞。中心小凹（foveola, fovea pit）是中心凹的中央部位，直径约 0.35mm。组织学上该部位视网膜最薄，视锥细胞外节排列拥挤，细长，没有神经节细胞。因此，当视网膜中央动脉阻塞时，中心小凹处仍可透见其下方的正常脉络膜颜色，与周边水肿混浊的视网膜对比，形成所谓"樱桃红斑"。检眼镜下年轻人可见到一圈椭圆形的反光，是由于旁中心凹的视网膜和内界膜增厚所致。中心凹无血管区（foveal avascular zone，FAZ，capillary-free zone）直径约 0.5mm，与中心小凹大小接近，检眼镜下难以区分两者，但眼底荧光素血管造影检查可清晰显示 FAZ 大小。确定 FAZ 大小对某些眼病的治疗和判断预后有重要的临床意义，如糖尿病视网膜病变患者

如果眼底荧光素血管造影显示 FAZ 扩大、破坏、

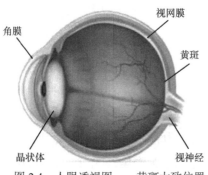

图 2.4 人眼透视图——黄斑大致位置

扫二维码
看彩图

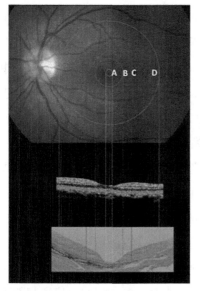

扫二维码
看彩图

图 2.5 黄斑部的定义及分区

A. 中心小凹；B. 中心凹；C. 旁中心凹区；D. 中心凹周边区

血管闭塞，则提示黄斑部缺血，不宜激光光凝。旁中心凹区（parafoveal area）为环绕中心凹的0.5mm宽的环形区。此处神经节细胞丰富，有6～8层，内核层及外丛状层最厚。该部神经纤维增厚，尤其是乳头黄斑束。内界膜从旁中心凹向中心小凹方向过渡时迅速变薄。中心凹周边区（perifoveolar area），是指围绕旁中心凹区的1.5mm的环形区域，组织学上该区域神经节细胞逐渐减少至单层，与视网膜周边部相同。死亡或眼球摘除后，黄斑呈黄色，而活体中此现象不可见，除非使用滤除红光的光源观察。解剖学黄斑直径5.5mm，比临床黄斑的1.5mm要大得多，而后者与解剖学中央凹相近。临床上，黄斑可经瞳孔由检眼镜或视网膜照相直接观察到。解剖学上，黄斑则定义为组织学上含有两层或两层以上神经节细胞的区域。

黄斑因为呈黄色，所以它吸收了大量进入眼球的蓝光和紫外线，对此处的视网膜是天然的日光阻隔（类似于太阳镜）。黄斑所呈现的黄色是由于含有饮食中摄入的类胡萝卜素，如叶黄素和玉米黄素。其中玉米黄素在黄斑中占主导地位，而叶黄素则在视网膜其他部位含量丰富。有证据表明，在某些类型的黄斑退行性病中，这些类胡萝卜素对染色区域有保护作用。

黄斑区含有高密度的视锥细胞（一种具有高敏感度的感光细胞）的结构特化是高敏锐度视觉的基础。周围视力的缺失有时不易被觉察，而黄斑损伤则会导致明显的中心视力下降。黄斑的进行性损害则是一种黄斑退行性变，有时还会造成黄斑裂孔。视网膜有 1.3 亿多感光细胞，视神经只有约 120 万根轴突，因此大量前处理在视网膜上完成。虽然黄斑只占整个视网膜面积的 0.01%，但是视神经 10% 的信息是由这里的轴突传递的。

一旦黄斑区出现病变，可引起中心视力下降、眼前固定黑影或视物变形。黄斑病变可由遗传性病变、老年性病变、炎症性病变所引起，也可受其他眼底病变的累及。遗传性黄斑病变可有家族遗传史，发病年龄为幼儿期至老年期，但最常见于青少年期起病，治疗上比较棘手；年龄相关性黄斑病变主要有老年性黄斑变性、特发性视网膜前膜和特发性黄斑裂孔等，通过早期诊断和适当治疗，可以使病情改善或稳定；炎症性黄斑病变多见于各种视网膜脉络膜炎，如弓形虫病、葡萄膜炎等；此外，视网膜静脉阻塞、视网膜血管炎、糖尿病视网膜病变、高度近视和外伤性脉络膜裂伤等可导致黄斑区发生损害；某些病变如中心性浆液性视网膜脉络膜病变、中心性渗出性视网膜脉络膜病变等病因尚未完全清楚，但可造成黄斑区水肿或出血，引起不同程度的视功能损害。由于多种因素可导致黄斑病变，因此要注意避免造成黄斑区损伤的因素。一旦视力出现改变或视物变形，要及时到综合医院眼科或专科医院明确病因及诊治，保护好视功能。

（赵娉婷）

第三章　糖尿病视网膜病变是如何发生的

糖尿病是全球性严重的公共卫生问题，已成为全世界威胁人类健康的疾病。每年有数以百万的糖尿病患者因其并发症而致残或死亡，导致严重的社会和家庭负担。糖尿病视网膜病变是糖尿病微血管并发症的眼部并发症，在过去20年中，糖尿病视网膜病变急剧增加，成为全球成人不可逆性致盲的主要原因之一。

糖尿病视网膜病变是一种眼底疾病，它的形成是由于长期高血糖，视网膜血管的管壁受到损害，先出现视网膜内小的出血、渗出，之后血管变细、闭塞，大片视网膜缺血、缺氧，最终刺激新生血管产生。这种在缺氧环境下长出的新生血管很脆弱，极易自发破裂，大量血液可流入玻璃体腔，导致视力严重下降。新生血管周围的纤维组织收缩，牵拉视网膜，引起牵拉性视网膜脱离，造成视力下降。此外，继发的新生血管性青光眼可造成视力严重下降甚至完全失明。

糖尿病视网膜病变的发生和发展是一个错综复杂的过程，许多分子和生化机制参与其中，并且互相作用，影响视网膜血管及细胞的内环境稳态。目前关于糖尿病视网膜病变发病机制有多种观点，主要包括高血糖所致视网膜微环境改变、糖基化终末产物形成、氧化应激损伤、炎症反应、促血管新生因子产生等。这些机制共同导致视网膜出现神经退行性病变及微血管损伤，而高血糖是糖尿病视网膜病变、视网膜微血管病变和神经退行性病变的共同诱发因素。

一、糖尿病诱导视网膜微血管病变

糖尿病患者由于胰岛素及细胞代谢异常，引起眼组织、神经及血管微循环改变。由于糖尿病患者血液成分的改变，引起血管内皮细胞功能异常，血-视网膜屏障受损，视网膜毛细血管内皮细胞、色素上皮细胞间的联合被破坏，小血管渗漏，引起视网膜渗出、出血等。

视网膜功能的正常维持，需要完整的血管壁及血-视网膜屏障。血-视网膜屏障由内皮细胞之间的连接、基底膜及血管外的周细胞组成。在糖尿病中，长期的高血糖环境会导致内皮细胞、周细胞及血管平滑肌细胞的功能紊乱及凋亡，内皮细胞及周细胞自我更新能力受损，再生能力耗尽，血-视网膜屏障破坏。糖尿病中高血糖和缺氧的环境使得内皮细胞的增生率要比在正常环境下高，最终导致复制性衰老（一种不可逆的细胞周期阻滞）。除内皮细胞受损外，周细胞丢失也是糖尿病视网膜病变的一个早期特征。周细胞的丢失削弱血-视网膜屏障功能，导致毛细血管功能不稳定和血管渗透性增加。此外，细胞旁路的微血管成分受损对于血-视网膜屏障的破坏同样是不可或缺的原因之一。糖尿病视网膜病变时血管中的大分子物质从视网膜血管渗漏到视网膜细胞间隙，形成脂质渗出，造成视力下降。

高血糖相关的氧化应激和炎症反应在糖尿病视网膜病变的发生和发展中发挥着重要作用。糖尿病患者视网膜及其毛细血管细胞氧化应激水平增加。在高血糖状态下，视网膜代谢处于异常状态，自由基水平随之增加，其中主要涉及4种途径：激活蛋白激酶C、多元醇途径、氨基己糖途径及糖基化产物生成途径，以上途径均与氧化应激息息相关。此外，由于大分子糖基化的增加，与受体结合后不断激活氮氧化物产生，可增加氧化应激水平。氧化应激是自由基的形成和破坏不平衡的病理状态。身体中的自由基（尤其是超氧阴离子自由基）被免疫系统用来摧毁侵入细胞的微生物。但随着自由基的有效数量增加，它们的毒性对身体的细胞也是致命的。暴露于自由基引起的细胞损伤有下述几种形式：通过脂质过氧化作用致使重要结构单元的严重破坏，如破坏细胞膜、线粒体损害、扰乱 ATP 分子的形成；破坏蛋白质结构，损害各种酶和受体，造成有关的生物分子及其相关的生物化学途径的异常运作；造成 DNA 的结构损坏，使基因排列改变。局部组织氧化应激已被证实作为糖尿病视网膜病变发展的一个重要组成部分。

炎症是一种非特异性的损伤反应。研究表明，炎症在糖尿病视网膜病变发病机制中起着重要作用。慢性炎症也参与了糖尿病视网膜病变的发展及晚期并发症过程，常见的促炎症细胞因子在糖尿病患者的血清、玻璃体及视网膜中均有升高。炎症反应也与细胞黏附及血-视网膜屏障进一步损坏有直接关系。

血管内皮生长因子（VEGF）能有效促进血管内皮细胞分裂，使血管内皮细胞不断增殖，从而促进新生血管形成。有研究表明，糖尿病视网膜病变患者血清中 VEGF 水平随着病变的加重而逐渐增加，并且具有显著性差异，这提示 VEGF 在糖尿病视网膜病变的发生和发展中起着重要作用，并且和病情的严重程度密切相关。在正常情况下，人体血清中 VEGF 处于低表达水平，维持人体正常的血管生长和保持血管的稳定。但是在病理情况下，如糖尿病视网膜病变患者，组织常有缺血和缺氧，血液中糖基化终末产物、血管紧张素Ⅱ升高等都会刺激 VEGF 分泌增加。VEGF 分泌增多时，一方面可以诱导血管黏附因子表达增多，另一方面还能增加白细胞黏附，进一步加重组织缺血缺氧。VEGF 也是一种特异性的血管渗漏因子，增加视网膜通透性，引起视网膜渗出、出血和黄斑水肿。另外，VEGF 促进内皮细胞有丝分裂作用很强，可以诱导血管内皮细胞增殖和迁移，使血-视网膜屏障遭到破坏，诱发异常视网膜微血管形成，最终导致黄斑水肿。在炎症反应中，VEGF 能有效地促进血管内皮细胞分裂，使血管内皮细胞不断增殖，从而促进新生血管形成。目前，眼内注射抗 VEGF 药物已广泛用于糖尿病视网膜病变及糖尿病黄斑水肿的治疗。

其他与糖尿病视网膜病变发生相关的细胞因子包括下述几种。①转化生长因子-β（TGF-β）：不仅可以促进内皮细胞增生、黏附及细胞外基质沉积，还可以通过增加纤维连接蛋白合成导致血管纤维化。②碱性成纤维细胞生长因子（bFGF）：是一种促血管形成因子，其在糖尿病视网膜病变发病中的机制尚不明确，目前认为可能是缺血缺氧促使视网膜释放 bFGF 增加，刺激视网膜色素上皮细胞和内皮细胞增生。③胰岛素样生长因子-Ⅰ（IGF-Ⅰ）：是一种多功能细胞增生调控因子，促进视网膜新生血管形成。④色素上皮衍生因子（PEDF）：糖尿病视网膜病变的发生是因为促血管生成因子与抗血管生成因子之间的平衡被破坏，而 PEDF 是一种多功能蛋白，天然的血管抑制因子，可抑制缺血诱导的视网膜新生血管的形成。⑤肿瘤坏死因子（TNF）：在增生性糖尿病视网膜病变患者玻璃体中含量升高。TNF-α 可以活化核转录因子促进凋亡小体的表达，引起视网膜血管周细胞凋亡和无细胞的毛细血管增加，导致视网膜局部微循环障碍。TNF-α 可促进乙酰葡萄糖胺转移酶的活化，增加视网膜毛细血管内皮细胞和白细胞之间的黏附及毛细血管的无灌注，促使糖尿病视网膜病变发生。TNF-α 通过增加 VEGF 的表达，可特异性地促进血管内皮细胞有丝分裂，并增加血管和组织屏障的通透性，干扰视网膜细胞和毛细血管内皮细胞之间相互作用，引起毛细血管通透性增高、血栓形成及新生血管形成，导致糖尿病视网膜病变发生。

二、糖尿病诱导视网膜神经退行性病变

糖尿病视网膜病变历来被视为血管性疾病，或者更具体地说，是一种视网膜内层微血管性的血管内皮细胞疾病。然而近年来，越来越多的研究认为，糖尿病相关的神经退行性病变的出现要明显早于内皮细胞的改变。

由于新陈代谢的加剧恶化而导致的高糖血症和活性氧产物的增加会影响视网膜神经细胞的功能和活性。过量的活性氧产物会导致一些生物分子，如脂质、蛋白质、DNA 的氧化性损伤。视网膜神经节细胞和胶质细胞对氧化应激诱导的损伤尤为敏感，从而较早产生凋亡。此外，视网膜神经保护因子水平在高血糖水平下也明显减少，进一步加速了神经元凋亡。

三、易感基因

基因在糖尿病视网膜病变的发病机制中也起着重要作用，具有家族聚集性，不同种族间的发病率也不同。有些血糖控制很好的患者依旧罹患糖尿病视网膜病变，而相反有些患者即使没有控制血糖也没有出现糖尿病视网膜病变。因此，基因是糖尿病视网膜病变的易感因素之一。糖尿病视网膜病变的易感基因包括编码醛糖还原酶的基因、NO 合成酶的基因、成熟糖化产物受体的基因、血管紧张素转换酶基因、血管内皮生长因子基因、色素上皮衍生因子基因等。研究表明，血管内皮生长因子，醛糖还原酶及高级糖基化终产物的受体基因与糖尿病视网膜病变相关。

（由彩云）

第四章 加重糖尿病视网膜病变的因素

一、糖尿病病程

糖尿病视网膜病变作为糖尿病的严重微血管并发症之一，是长期高血糖造成视网膜血管损伤的结果。罹患糖尿病的病程是糖尿病视网膜病变发生的重要因素。随着糖尿病病程的延长，糖尿病视网膜病变的发生率不断升高。美国一组流行病学调查显示，病程 3～4 年的糖尿病患者，1 型糖尿病患者糖尿病视网膜病变发生率为 19%，2 型糖尿病患者糖尿病视网膜病变发生率为 24%；病程 20 年者，1 型糖尿病患者糖尿病视网膜病变发生率几乎为 100%，2 型糖尿病患者糖尿病视网膜病变发生率也高达 60%。国外的另一项流行病学调查研究表明，1 型糖尿病患者 5 年、10 年、15 年的糖尿病视网膜病变发生率分别为 25%、60% 和 80%；2 型糖尿病患者 5 年以下和 25 年以上发生增生性糖尿病视网膜病变的比例分别为 2% 和 25%。国内调查显示，糖尿病病程 10～14 年患者糖尿病视网膜病变发生率为 16%，而病程 15 年以上患者糖尿病视网膜病变发生率高达63%。

二、血糖

高血糖是糖尿病视网膜病变的重要危险因素，糖尿病患者血糖控制程度通常与糖尿病视网膜病变的发生有着巨大的联系：血糖控制越差，尤其是出现明显的血糖波动，糖尿病视网膜病变的发生率越高。血糖的监测指标包括空腹血糖、餐后2h血糖及糖化血红蛋白（HbA1c）。糖化血红蛋白是衡量血糖控制程度的重要指标，能够反映患者在过去的3个月内的血糖控制情况。糖尿病控制和并发症试验（diabetes control and complications trial，DCCT）研究组对1型糖尿病患者血糖控制与糖尿病视网膜病变发生的关系进行了研究，血糖控制良好者（平均HbA1c≤6.87%）糖尿病视网膜病变的发生率为9.8%；而血糖控制不良者（平均HbA1c≥9.49%）糖尿病视网膜病变发生率高达57%。日本一项研究表明，HbA1c<6%者，无患者发生糖尿病视网膜病变；HbA1c在6%~6.9%者，糖尿病视网膜病变发生率为17.2%；HbA1c在7%~7.9%者，糖尿病视网膜病变发生率为14.3%；HbA1c在8%~8.9%

者，糖尿病视网膜病变发生率为 41.9%，HbA1c>9%者，糖尿病视网膜病变发生率为 54.8%。患者若 HbA1c>9%，则说明其在过去的数月内血糖处于较高水平，容易发生糖尿病并发症，包括糖尿病视网膜病变。

血糖的控制存在"代谢记忆"，也就是说如果患者早期血糖控制良好，则在后续病程中依然获益，罹患糖尿病视网膜病变的概率相对较小；而如果患者早期血糖控制欠佳，即便后期血糖控制良好也依然容易罹患糖尿病视网膜病变。

另外，有研究提示，胰岛素抵抗是糖尿病视网膜病变进展的危险因素，且独立于其他代谢危险因素。胰岛 B 细胞分泌胰岛素能力下降也是严重糖尿病视网膜病变的危险因素。

总之，早期而良好的血糖控制能够减缓糖尿病视网膜病变的发生和发展。

三、血脂

国内外大量研究均表明，血脂异常是糖尿病视网膜病变发病的危险因素。早期治疗糖尿病视网膜病变研究（ETDRS）发现，血总胆固醇（TC）和低密度脂蛋白（LDL-C）与糖尿病视网膜病变患者视网膜硬性渗出严重程度相关，糖尿病视网膜病变的发展与血甘油三酯（TG）和LDL-C相关。研究表明，血脂异常能够通过氧化应激反应、影响自由基清除等途径损伤血管内皮细胞，而血管内皮细胞损伤是糖尿病视网膜病变发生的主要环节。所以，伴有血脂异常的糖尿病患者更易患糖尿病视网膜病变。早期发现及控制糖尿病患者的血脂异常，可改善糖尿病视网膜病变的发生和发展。

四、血压

高血压作为糖尿病视网膜病变的危险因素之一，可加速糖尿病视网膜病变的发生和发展。研究表明，合并高血压的糖尿病患者视网膜病变发生率比不合并高血压的糖尿病患者高34%，血压升高可以影响视网膜血流，导致视网膜高灌注，损伤视网膜毛细血管内皮细胞，从而加重糖尿病视网膜病变。大量研究表明，血压下降对糖尿病视网膜病变有明显益处。澳大利亚、加拿大、英国的指南推荐糖尿病视网膜病变患者血压应控制在130/80mmHg以下。美国糖尿病学会制订的目标血压为收缩压＜130mmHg，舒张压＜85mmHg。血管紧张素系统阻滞剂可降低糖尿病视网膜病

变的发生风险，改善糖尿病视网膜病变，增加糖
尿病视网膜病变患者恢复的可能性。糖尿病合并
高血压患者应在家中自行监测血压水平，并在内
科医生的指导下严格控制血压。

五、糖尿病视网膜病变的易患人群

糖尿病视网膜病变的发生与吸烟和饮酒等
不良嗜好相关。研究表明，吸烟会增加糖尿病视
网膜病变的发生，也是 2 型糖尿病患者发生视网
膜病变独立的可控危险因素，不吸烟者比吸烟者
6 年内发生视网膜病变的概率低 1/3；戒烟可以帮
助预防糖尿病视网膜病变的发展。

糖尿病肾病与糖尿病视网膜病变具有相关
性，合并有糖尿病肾病的患者更易患糖尿病视网
膜病变。糖尿病视网膜病变与糖尿病肾病两者的
病理改变都是微血管病变和微循环障碍，两者具
有共同的发病基础，常相互并存。尿微量白蛋白
是判断早期肾病的指标，它不仅是肾病的诊断标
准，而且也是增生性糖尿病视网膜病变的一个独
立危险因素。糖尿病视网膜病变患者的尿微量白
蛋白含量显著高于无糖尿病视网膜病变的患者。
尿微量白蛋白的升高不仅预示着糖尿病肾病的

发生,同时也预示着其他糖尿病微血管病变如糖尿病视网膜病变的出现。

妊娠与糖尿病视网膜病变的发生和发展有很大关系。妊娠期患者的激素、代谢、血液流变学、心血管及免疫功能发生改变,可能会对视网膜造成损害。妊娠对糖尿病视网膜病变的影响取决于原有糖尿病视网膜病变的严重程度:对于妊娠前无或有轻度糖尿病视网膜病变的患者,妊娠后有一定的概率发生视网膜病变,大部分患者在妊娠结束后可恢复至妊娠前水平;妊娠前合并非增生性糖尿病视网膜病变患者,妊娠后病情加重,且有5%~8%患者发展为增生性,且妊娠结束后多不能恢复至妊娠前水平;妊娠前合并增生性糖尿病视网膜病变患者有58%会在妊娠期间病情恶化。

肥胖的患者通常伴有高血脂、高血压等,易发生糖尿病视网膜病变;另外,肥胖患者胰岛素受体通路受损,导致胰岛素抵抗,机体持续高血糖状态,氧化应激增强,血管内皮细胞受损,易出现糖尿病视网膜病变等微血管并发症。

遗传基因在糖尿病视网膜病变发病中也起着重要作用。在中国人群中,已证实的糖尿病视网膜病变易感基因包括 *CPVL/CHN2*、*SCAF8-*

CNKSR3、*SCYL1BP1*、*API5*、*CRP* 和 *FNDC5* 等。我国台湾人群的糖尿病视网膜病变全基因组关联分析提示 5 个染色体易感区域和含 *PLXDC2*、*RhoARHGAP22* 的基因与糖尿病视网膜病变相关，后两个基因参与内皮细胞血管生成并改变毛细血管通透性。汉族人群研究提示，染色体 13q22.2、2q31.1 和 2q37.2 存在 3 个潜在的易感位点。

维生素 D 对糖尿病视网膜病变具有保护作用。研究发现，增生性糖尿病视网膜病变患者新生血管越多，血浆维生素 D 水平越低。目前有观点认为维生素 D 能够改善胰岛素抵抗和胰岛素分泌，从而延缓糖尿病视网膜病变的发展。

综上所述，高血糖、高血压、高血脂是糖尿病视网膜病变的 3 个重要危险因素，患糖尿病时间长、血糖控制不稳定、早期血糖控制不佳，以及合并高血压、血脂异常的糖尿病患者更容易罹患糖尿病视网膜病变。除此以外，有吸烟和饮酒等不良嗜好、肥胖、糖尿病肾病、妊娠状态、携带遗传基因、维生素 D 缺乏等患者，罹患糖尿病视网膜病变的风险也更高。

（孟祥达）

第五章 糖尿病视网膜病变有哪些表现

一、非增生性糖尿病视网膜病变

早期的糖尿病视网膜病变可无任何自觉症状，当病变累及黄斑后，患者会出现不同程度的视力下降、视物变形。眼底表现为不同程度的微血管瘤、视网膜静脉扩张和静脉串珠样改变、视网膜出血、硬性渗出、棉絮斑、视网膜水肿、黄斑水肿等。

1. 微血管瘤 是指血管壁的微小隆起，是微循环障碍的表现（图5.1）。

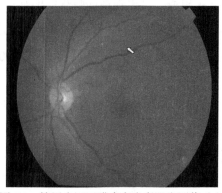

扫二维码
看彩图

图 5.1 糖尿病视网膜病变患者眼底图像（左眼）
白色箭头所指为微血管瘤

2. 视网膜静脉扩张和静脉串珠样改变　视网膜缺氧引发视网膜组织的代偿机制，导致静脉管径异常，如静脉串珠和静脉扩张（图 5.2）。

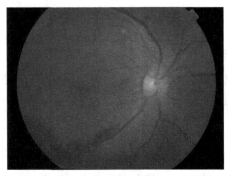

图 5.2　视网膜静脉扩张（颞上分支）

扫二维码
看彩图

3. 视网膜出血　可出现视网膜浅层出血，即来自表浅毛细血管丛的出血，出血沿神经纤维层走向分布，呈线状和火焰状，色鲜红，日久变为暗红色；亦可出现视网膜深层出血，即来源于内颗粒层的深层毛细血管丛，出血沿细胞走向在垂直的空隙内延伸，呈点状，暗红色（图 5.3）。

4. 硬性渗出　血浆内的脂质或脂蛋白从视网膜血管溢出，沉积在视网膜内，形成黄白色颗粒状物，称为硬性渗出（图 5.4）。

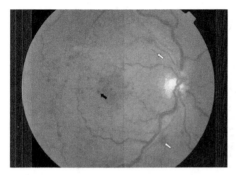

扫二维码
看彩图

图 5.3　视网膜出血

白色箭头为视网膜浅层出血，黑色箭头为视网膜深层出血

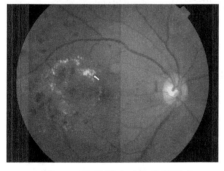

扫二维码
看彩图

图 5.4　硬性渗出（白色箭头）

5. 棉絮斑　是毛细血管前小动脉闭塞致该支分布区组织缺氧，神经纤维层神经轴索断裂、肿胀形成的棉絮状、边缘不整的白色小斑片（图 5.5）。

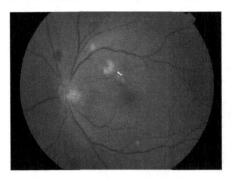

图 5.5　棉絮斑（白色箭头）

扫二维码
看彩图

6. 视网膜水肿　视网膜由于缺血缺氧而水肿。

7. 黄斑水肿　糖尿病黄斑水肿的定义为黄斑区内毛细血管渗漏致黄斑中心两个视盘直径范围内视网膜增厚。黄斑区毛细血管受损发生渗漏，引起黄斑水肿。视网膜渗漏液积聚于外丛状层，黄斑区的外丛状层 Henle 纤维呈放射状排列，将积液分隔成数个小的液化腔，故而呈囊腔样，也称黄斑囊样水肿（图 5.6）。

（1）局灶型黄斑水肿：黄斑区有出血点，通常有环形或三角形硬性渗出，荧光血管造影显示局部早期分散的强荧光点，后期渗漏，液体来自毛细血管瘤样膨出。

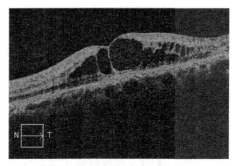

扫二维码
看彩图

图5.6　黄斑光学相干断层成像（OCT）
显示囊样水肿

（2）弥漫型黄斑水肿：通常黄斑区毛细血管造影晚期广泛渗漏，通常看不到毛细血管瘤样膨出，常无硬性渗出，黄斑区视网膜弥漫性增厚，可以有视网膜内囊性改变。

（3）临床有意义的黄斑水肿（clinically significant macular edema，CSME）：符合以下任一点即为 CSME。①黄斑中心 500μm 内视网膜增厚；②黄斑中心 500μm 内有硬性渗出伴邻近视网膜增厚；③距离黄斑中心≥500μm 有硬性渗出及视网膜增厚，并影响位于中心周围至少 1 PD 范围的任意部分。

（4）黄斑缺血（macular ischemia）：是指黄斑区内毛细血管网的部分闭锁，可出现在黄斑中心凹旁或中心凹部，表现为中心凹毛细血管拱环扩大，无论是局灶型还是弥漫型黄斑水肿，均可合并不同程度缺血性改变，这时也称"混合型黄斑水肿"。

二、增生性糖尿病视网膜病变

非增生期糖尿病视网膜病变控制不佳可进入增生期。增生期的视网膜和视盘新生血管形成（图5.7、图5.8），新生血管向玻璃体后界膜发展，形成纤维血管膜（图5.9），牵拉视网膜血管，导致出血；新生血管易破裂出血导致视网膜前出血（图5.10），破入玻璃体腔形成玻璃体积血；玻璃体积血机化形成机化膜，牵拉视网膜脱

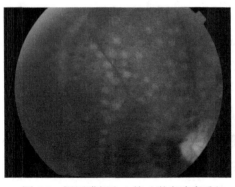

图 5.7 视网膜新生血管（激光治疗后）

扫二维码
看彩图

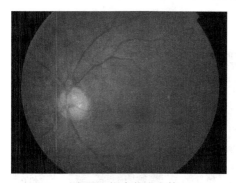

图 5.8 视盘新生血管

扫二维码
看彩图

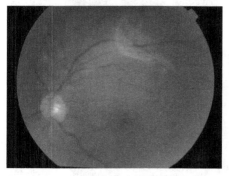

图 5.9 纤维血管膜牵拉视网膜血管

扫二维码
看彩图

离（图 5.11）；视网膜缺血缺氧释放的血管内皮
生长因子（vascular endothelial grouth factor，
VEGF）进入前房，致虹膜及房角新生血管形成，
阻塞房角，形成新生血管性青光眼（图 5.12）。
进入增生期的患者，视力可急剧下降甚至失明，
伴有新生血管性青光眼的患者还会出现虹视、

眼胀、眼痛、头痛、恶心、呕吐等症状。

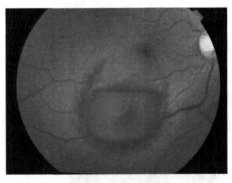

图 5.10　视网膜前出血

扫二维码
看彩图

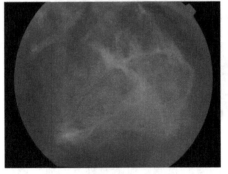

图 5.11　玻璃体积血机化形成
机化膜，牵拉视网膜

扫二维码
看彩图

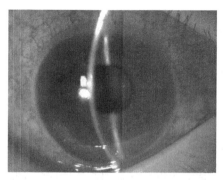

图 5.12　新生血管性青光眼，
虹膜表面大量新生血管

扫二维码
看彩图

三、糖尿病视网膜病变的分期标准

为规范糖尿病视网膜病变的治疗，中华医学会眼科学分会眼底病学组于 1985 年制订了我国糖尿病视网膜病变的分期标准（表 5.1）。

表 5.1　我国糖尿病视网膜病变分期标准（1985 年）

分型	分期	眼底检查所见
单纯型	Ⅰ	以后极部为中心，出现微血管瘤和小出血点
	Ⅱ	出现黄白色硬性渗出及出血斑
	Ⅲ	出现白色棉绒斑和出血斑
增殖型	Ⅳ	眼底出现新生血管或有玻璃体积血
	Ⅴ	眼底出现新生血管和纤维增殖
	Ⅵ	眼底出现新生血管和纤维增殖，并发牵拉性视网膜脱离

这种分期方法简便、直观、易于掌握，不包

含荧光血管造影（FFA）和光学相干断层成像（OCT）检查等内容，便于基层医院及硬件不足的医院眼科医生的临床工作，易于推广统一。但这种分期方法也存在不足，此分期标准中未考虑无眼底表现的临床前期阶段，而通常在患者发现糖尿病又尚未出现眼底病变时即应开始随访观察；并未将糖尿病视网膜病变引起的糖尿病黄斑水肿考虑在内，而糖尿病黄斑水肿会导致患者严重的视力减低、视物变形等症状；没有明确视网膜血管形态及功能改变在糖尿病视网膜病变中的意义，而临床工作中发现弥漫性视网膜内出血及微血管瘤、静脉串珠样改变及视网膜内微血管异常（intraretinal microvascular abnormalities，IRMA）正是病变由单纯型向增殖型进展的高危表现。

目前国际上较为通用的标准为 2002 年美国眼科学会和国际眼病学会发布的分级标准（表5.2、表 5.3）。这种分级标准是在 2001 年美国眼科学会年会（AAO）上由美国学者最初提出并制订草案，于 2002 年悉尼国际眼科学术会议上讨论与修订，由 16 个国家的 31 位眼科医生、内分泌科医生及流行病学专家共同讨论与修订的。我国眼科专家赵家良教授也参与修订工作。

表5.2　糖尿病视网膜病变的国际分期标准（2002年）

疾病严重程度	散瞳眼底检查所见
无明显视网膜病变	无异常
非增生性糖尿病视网膜病变（NPDR）	
轻度 NPDR	仅有微血管瘤
中度 NPDR	有微血管瘤，轻于重度 NPDR 表现
重度 NPDR	出现下列任一表现，但尚无增生性糖尿病视网膜病变： （1）4个象限中任一象限有≥20处视网膜内出血 （2）大于2个象限有静脉串珠样改变 （3）大于1个象限有显著的视网膜微血管异常
增生性糖尿病视网膜病变（PDR）	出现以下任一改变：新生血管形成、玻璃体积血、视网膜前出血

表5.3　糖尿病黄斑水肿的临床分级

疾病严重程度	眼底检查所见
无明显的黄斑水肿	后极部无明显视网膜增厚或硬性渗出
有明显的黄斑水肿	后极部有明显视网膜增厚或硬性渗出
轻度糖尿病黄斑水肿	后极部存在部分视网膜增厚或硬性渗出，但远离黄斑中心
中度糖尿病黄斑水肿	视网膜增厚或硬性渗出接近黄斑但未涉及黄斑中心
重度糖尿病黄斑水肿	视网膜增厚或硬性渗出涉及黄斑中心

这种分级方法的建立是以糖尿病视网膜病

变早期治疗研究（ETDRS）及 Wisconsin 糖尿病视网膜病变流行病学研究（WESDR）的研究成果为循证医学依据，简便易懂，有利于临床资料的收集，便于评价致盲风险和选择有效治疗方案。该方法重点强调了重视重度非增生性糖尿病视网膜病变，有利于在视力丧失前进行有效的视网膜光凝治疗，减少增生性糖尿病视网膜病变的发生和激光治疗可能出现的不良反应。

2014 年中华医学会眼科学会眼底病学组重新发布了我国糖尿病视网膜病变临床诊疗指南（表 5.4）。这种分期方法将我国 1985 年分期方法与国际分期相衔接，克服了 1985 年分期方法的不足，是目前临床上广泛应用的分期方法。

表 5.4　我国糖尿病视网膜病变临床诊疗指南（2014 年）

疾病严重程度	散瞳眼底检查所见
非增生性糖尿病视网膜病变（NPDR）	
轻度非增生期（Ⅰ期）	仅有毛细血管瘤样膨出改变
中度非增生期（Ⅱ期）	介于轻度到重度之间的视网膜病变，可合并视网膜出血、硬性渗出和（或）棉絮斑
重度非增生期（Ⅲ期）	出现下列任一表现，无明显特征性的增生性糖尿病视网膜病变：

续表

疾病严重程度	散瞳眼底检查所见
增生性糖尿病视网膜病变（PDR）	（1）每个象限视网膜内出血点≥20个 （2）至少2个象限已有明确的静脉串珠样改变 （3）至少1个象限视网膜内微血管异常
增生早期（Ⅳ期）	出现视网膜新生血管（neovascular elsewhere，NVE）或视盘新生血管（neovascular of the disc，NVD），当NVD>1/4～1/3视盘直径（disc area，DA）或NVE>1/2DA，或伴有视网膜前出血或玻璃体积血时，称"高危增生型"
纤维增生期（Ⅴ期）	出现纤维膜，可伴视网膜前出血或玻璃体积血
增生晚期（Ⅵ期）	牵拉性视网膜脱离，合并纤维膜，可合并或不合并玻璃体积血，也包括虹膜和房角的新生血管

注：糖尿病黄斑水肿分级标准采用国际2002年分级标准。

（孟祥达）

第六章 糖尿病视网膜病变的确诊

根据糖尿病病程、既往血糖水平及既往史（青春期开始时间、肥胖、肾脏疾病、高血压、血脂水平和妊娠情况等），结合眼科检查和辅助检查结果，即可明确诊断糖尿病视网膜病变。

眼科检查包括最佳矫正视力、眼压、裂隙灯显微镜检查和眼底检查。

辅助检查项目包括眼底照相、眼底荧光素血管造影（FFA）、光学相干断层成像（OCT）、眼部 B 超检查等。眼底照相对糖尿病患者特别是早期患者很有必要，可作为基线资料记录患者最初的眼底情况。

FFA 是眼底病诊断的重要手段，可在活体内动态反映血-视网膜屏障功能、毛细血管渗漏情况、循环情况，以及对全视网膜激光光凝治疗效果进行前后对比，判断其效果，提供补充光凝的依据。OCT 更为敏感和直观，对于诊断糖尿病黄斑水肿（DME）及追踪观察激光光凝疗效有很大的优势。

一、眼底检查

问题 1：诊断糖尿病后，需要多长时间做一次眼底检查？

1 型糖尿病：建议青春期前或青春期诊断的患者，在青春期后（12 岁后）开始检查眼底，之后应每年随诊；青春期后诊断的患者一旦确诊后即进行眼底检查。

2 型糖尿病：应在确诊时开始筛查眼底病变，每年随诊一次，发生糖尿病视网膜病变后眼底检查频率增加（详见本书第十章）。

妊娠糖尿病：应在妊娠前或妊娠初期 3 个月开始筛查，中度非增生性糖尿病视网膜病变每 3～6 个月随诊一次；重度非增生性糖尿病视网膜病变每 1～3 个月随诊一次。

问题 2：眼底检查的方法有哪些？

诊断糖尿病视网膜病变最常用的两个方法是散瞳后彩色眼底照相和裂隙灯显微镜下眼底检查。

彩色眼底照相可以作为糖尿病视网膜病变筛查的有效措施；由社区医生初筛出具有临床意义的糖尿病视网膜病变，再由有经验的眼科医师读片；从而提高糖尿病视网膜病变的诊疗效率。

彩色眼底照相不能代替门诊检查，门诊复查非常必要。当照片质量差或已经发现糖尿病视网膜病变，门诊随访是必须的；散瞳后由有经验的眼科医生在裂隙灯显微镜下进行眼底检查，判断糖尿病视网膜病变的分期，决定是否需要进一步检查和制订治疗方案。

此外，随着科技的进步，免散瞳眼底照相、超广角眼底照相等新技术也广泛应用于糖尿病视网膜病变的诊断与筛查中，使眼底检查更加方便和快捷。

问题 3：糖尿病视网膜病变的眼底检查需要注意哪些情况？

糖尿病视网膜病变的检查主要包括糖尿病视网膜病变的诊断和分期；周边视网膜及玻璃体检查；糖尿病黄斑水肿的检查；新生血管检查（视盘新生血管和视网膜新生血管）；严重非增生性糖尿病视网膜病变征象；玻璃体积血或白内障严重影响眼底检查时建议使用眼部 B 超评估有无视网膜被牵拉和牵拉性视网膜脱离。

问题 4：糖尿病视网膜病变可以有哪些眼底表现？

在糖尿病视网膜病变的诊断中，微血管瘤、

硬性渗出、棉絮斑、新生血管是主要体征。

另外，约 2/3 的糖尿病视网膜病变患者合并黄斑病变，黄斑病变程度与视网膜其他部位病变可不平衡。糖尿病黄斑病变包括糖尿病黄斑水肿、黄斑缺血、黄斑牵拉。

问题 5：微血管瘤是肿瘤吗？

微血管瘤是最早可见的糖尿病视网膜病变，在检眼镜下呈细小的红点，很难与点状出血鉴别，而在眼底荧光素血管造影下表现为强荧光点，与点状出血表现的遮蔽荧光易于区别。

微血管瘤的成因是视网膜血管壁周细胞丢失，导致血管壁脆弱，微血管瘤形成。视网膜微血管瘤不是肿瘤性病变。

虽然视网膜微血管瘤的出现是非增生性糖尿病视网膜病变的标志，但它也可见于其他视网膜血管性疾病，如视网膜分支或中央静脉阻塞。

问题 6：什么是检眼镜？检眼镜的种类有哪些？

检眼镜也称眼底镜。检眼镜的发明和使用是眼科学发展的里程碑之一，借助检眼镜，人类才得以看见眼底，而由此真正开始了眼底病的诊断和治疗。虽然科技的发展催生了一系列先进诊断设备的出现，但检眼镜对于一名眼科医生就如同听诊器对于内科医生一样不能被替代。另外，由于眼底血管是全身唯一可以通过肉眼直接观察的血管，糖尿病、高血压和肾病等全身疾病在眼底也会有相应表现，通过眼底检查就可以了解这些疾病的发展，因此无论是否从事眼科专业，掌握检眼镜的使用对于每一名医生来说都十分必要。

通过检眼镜可以直接观察视网膜血管，视盘、黄斑及视网膜病变（出血、渗出、色素增生或脱失等），从而判断眼底状况。

检眼镜可以分为直接检眼镜、双目间接检眼镜、三面镜和裂隙灯前置镜。

问题7：直接检眼镜的使用方法是什么？

直接检眼镜可直接检查眼底，不必散大瞳孔，在暗室中进行检查，检查者眼睛必须靠近患者的眼睛，用右眼检查患者的右眼，右手拿检眼镜，坐在或站在患者的右侧，左眼则反之，医者的另一手牵开患者的眼睑，先将检眼镜置于患者眼前约20cm，用+10D镜片检查患者的屈光间质是否透明，检查屈光间质后，可开始检查眼底各部分，转动透镜片的转盘可矫正医者和患者的屈光不正，若医者为正视眼或已配矫正眼镜，则看清眼底所用的屈光度表示被检眼的屈光情况。一般先令患眼向前直视，检查视盘，再沿视网膜血管检查颞上、颞下，鼻上、鼻下各象限，最后令患眼向颞侧注视，检查黄斑部。眼底病变的范围以视盘直径表示，以透镜的屈光度测量病变的凹凸程度，3D 相当于 1mm。有的检眼镜附有绿色滤光片，对视神经纤维及黄斑观察更佳（图 6.1）。

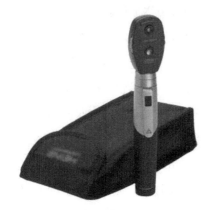

图 6.1 直接检眼镜

问题 8：间接检眼镜的使用方法是什么？

间接检眼镜使用时须充分散大瞳孔，在暗室中检查。医者接通电源，调整好距离及反射镜的位置，开始先用较弱的光线观察，看清角膜、晶状体及玻璃体的混浊，然后将光线直接射入被检眼的瞳孔，并让被检眼注视光源，一般用+20D物镜置于被检眼前5cm处，物镜的凸面朝向检查者，检查者以左手持物镜，并固定于患者的眶缘，被检眼、物镜及检查者头固定不动，当见视盘及黄斑时再将物镜向检查者方向移动，在被检眼前5cm处可清晰见到视盘及黄斑部的立体倒像。检查眼底其余部分时，应使被检者能转动眼球配合检查，检查者围绕被检者的头移动位置，手持的物镜及检查者的头也随之移动。所查的影像上下相反，左右也相反。检查眼底周边部，如检查6点方位，检查者位于被检者的头顶处，令患眼向下看6点方位。检查眼底的远周边部，则必须结合巩膜压迫法，金属巩膜压迫器戴在检查者右手的中指或示指上，将压迫器的头置于被检眼相应的眼睑外面，必要时可表面麻醉后，自结膜囊内进行检查，操作时应使检查者的视线与间接检眼镜的照明光线、物镜的焦点、被检的眼位、压迫器的头部保持在一条直线上，检查时应注意随时嘱患者闭合眼睑以湿润角膜，当怀疑有眼内占位性病变时，切忌压迫检查。间接检眼镜见图6.2。

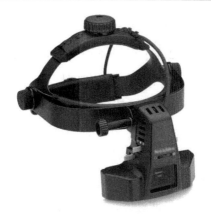

图 6.2　间接检眼镜

　　为了便于保存资料，应绘制眼底图像（图6.3），由 3 个同心圆及 12 条放射线组成。最外的环形区为锯齿缘、睫状体平部及玻璃体的基底

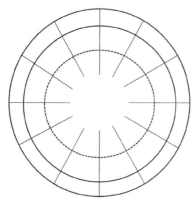

图 6.3　绘制眼底图像

部，最内的圆形区为后极部，中间的环形区相当于赤道部。12条放射线表示各时钟方位的子午线。

问题9：三面镜的使用方法是什么？

为了检查眼底的周边部分，常需要借助Goldmann三面反射接触镜（简称三面镜）进行检查。这种仪器的构造，是在接触镜的内部安装3个反射镜，其角度分别为59°、67°和75°，中央则为一平凹透镜，如果把全部反射镜和平凹透镜都用上，就可以检查全部眼底。三面镜的优点主要是看见的范围更大，立体感强，由于是在裂隙灯下使用，其放大倍数也更大，因此对于视网膜周边细小裂孔的检出率更高。缺点是使用时必须消毒，并有麻醉、安装等手续，同时对术后患者、儿童和精神紧张者不适用。

初学三面镜常见的问题是安装三面镜时出现气泡、检查时镜面的反光干扰观察和无法看到极周边的眼底。对于出现气泡的问题，可以采用黏性大的液体作为耦合剂，如透明质酸钠和甲基纤维素等。对于反射光线的干扰，可以通过轻微转动镜面和裂隙灯的入射光角度来调整，一般入射光和镜面的夹角在0°～15°较为合适。为了看清周边的眼底，3个重要的措施是患者向检查方向尽量转动眼球、适当加压三面镜和配合巩膜压迫器。一般情况下，只要瞳孔散大充分，借助眼球的转动和适当的加压就可以看见锯齿缘附近的视网膜。按一定的顺序旋转三面镜，可逐步观看360°眼底。在转动三面镜后，需适当调整光线的角度或升降裂隙灯显微镜。另外需要指出的是三面镜中所看到的眼底是对侧的。例如，三面镜的反射镜在3点位，所看到的眼底像是9点位，但其上下关系不变，反射镜在6点，可看到12点位的眼底像，但其左右关系不变。

问题10：裂隙灯前置镜的使用方法是什么？

此处所指的前置镜指的是双凸的透镜，常用的是78D和90D两种。78D较90D放大倍数大，但所见的范围较小，因此临床上90D镜更为常用。前置镜的优点是检查方便，不需要进行表面麻醉，即使是伤口未愈合的情况下也可以进行检查。缺点是视野较三面镜窄，立体感较差，周边部眼底像可能发生歪曲，另外检查前必须散瞳。

裂隙灯配合前置镜的原理同双目间接检眼镜，因此使用中的技巧也有很多相似之处。动作的关键是要保持好裂隙灯、前置镜和被检查者瞳孔的三点一线的关系。首先将裂隙灯的光线在较远的位置照到被检者瞳孔，一般情况下，显微镜的光轴与照明系统的光轴可同置于 0 上。然后将前置镜放入光线，前置镜较凸的一面朝向检查者，前置镜的中心应对准被检眼的瞳孔，并尽量保持前置镜的光轴与被检眼的光轴一致。前置镜从裂隙灯物镜的附近逐渐向瞳孔移动，在此过程中要始终保持瞳孔像在视野中。在透镜不触及睫毛的情况下，尽可能接近角膜。最后把裂隙灯逐渐向前推，直到看清眼底。如需检查眼底周边部分，可让被检眼转动，检查上方眼底时嘱被检者眼向上转动或将前置镜向下稍做移动并适当倾斜镜面，利用前置镜边缘部的三棱镜作用，使光线折射至周边部，这时周边部眼底便可查见。前置镜同间接检眼镜一样，所见的像都是倒像，在记录时应注意矫正。

问题 11：直接检眼镜、间接检眼镜和前置镜比较各有什么特点？

直接检眼镜看眼底是没有立体感的正像；而应用间接检眼镜、裂隙灯前置镜观察到的是视网膜立体倒像。直接检眼镜的角视野远小于间接检眼镜的角视野。一般直接检眼镜的角视野范围为 10°～12°；而间接检眼镜观察到的角视野范围可大到 60°。直接检眼镜的放大倍数为 15 倍左右；而间接检眼镜的放大倍数仅 2～3 倍。裂隙灯前置镜的放大倍率介于两者之间，具有照明亮、景深大、视野宽、立体感强、检查方便快捷，又能获得类似三面镜检查的眼底信息等优点。该检查方法不足之处是镜面反光较强及所获图像也为倒置的立体虚像。直接检眼镜、间接检眼镜和前置镜的比较详见表 6.1。

表 6.1 直接检眼镜、间接检眼镜和前置镜的比较

项目	直接检眼镜	间接检眼镜	前置镜
成像	正置实像	倒置虚像	倒置虚像
立体感	无	有	有
视野	10°～12°	60°	介于两者间
放大倍率	15 倍	2～3 倍	介于两者间

二、眼底照相

问题 1：眼底照相对于糖尿病视网膜病变诊断和随诊的必要性有哪些？

对于诊断糖尿病视网膜病变，与检眼镜检查相比，眼底彩色照相不仅能更为客观地记录患者的病情，减少因不同检查者对判断标准理解不同而导致的人为误差，而且便于随诊观察。

眼底彩色照相推荐用于当地医院缺乏有资质的眼科医师时，为眼部筛查的有效措施；眼底彩色照相可以筛出具有临床意义的糖尿病视网膜病变，应由有经验的眼科医师读片；眼底彩色照相可提高糖尿病视网膜病变的诊疗效率，便于专家们进行复杂性疾病的诊断及治疗；眼底彩色照相可以减少进一步的检查费用及治疗费用，可用于患者的随诊，不论眼底检查是否发现病变，眼底彩色照相随诊都非常必要；眼底彩色照相不能代替门诊检查，门诊复查非常必要。当照片质量差或已经发现糖尿病视网膜病变时，门诊随访十分必要；眼底彩色照相是一项简便常用的眼科检查，应在初诊时进行，并由眼科医师推荐照相频率。

问题 2：传统眼底照相技术和超广角眼底成像技术的差异是什么？

传统眼底照相技术的成像范围聚焦在后极部（包括视盘、黄斑及血管弓），对于中周部（赤道部以后）及远周部（赤道部以前至锯齿缘部分）的视网膜则无法成像。

超广角眼底成像技术，可在小瞳孔（瞳孔直径 2mm 及以上）一次成像，可观察到涡静脉以前的远周部视网膜，可达赤道前部至锯齿缘范围，约80%的视网膜面积。其优点在于可以在同一时程显示后极部和全周边部的改变及相互关系；不足之处是由于视野宽广，图像显示比例过小且有轻度变形，不易观察细微结构。

三、B超

问题：眼部B超检查在糖尿病视网膜病变检查中的用途是什么？

当屈光间质混浊，如角膜水肿、玻璃体积血或白内障严重影响眼底检查时建议使用眼部B超评估视网膜被牵拉和牵拉性视网膜脱离的情况。

四、光学相干断层成像

问题1：什么是光学相干断层成像（OCT）及其成像原理？

OCT是一种新的光学诊断技术，可进行活体眼组织显微结构的非接触式、非侵入性断层成像。OCT是超声的光学模拟品，但其轴向分辨率取决于光源的相干特性，可达10μm，且穿透深度几乎不受眼透明屈光介质的限制，可观察眼前节，又能显示眼后节的形态结构，在眼内疾病尤其是视网膜疾病的诊断、随访观察及治疗效果评价等方面具有良好的应用前景。

下面具体来说一下，OCT 是利用眼中不同组织对光（用 830nm 近红外光）的反射性不同，通过低相干性光干涉测量仪，比较反射光波和参照光波测定发射光波的延迟时间和反射强度，分析出不同组织的结构及其距离，经计算及处理成像，并以伪彩形式显示组织的断面结构。轴向分辨率可达 10μm。它对黄斑部疾病的诊断有重要应用价值。

OCT 的扫描方式有水平、垂直、环形、放射状及不同角度的线性扫描，检查者可根据病变的部位、性质及检查目的来选择合适的扫描方式。

问题 2：正常眼底黄斑部 OCT 的图像特点有哪些？

在临床工作中，要能够正确解读分析 OCT 图像，首先应熟悉正常黄斑区 OCT 图像，才能对病理性 OCT 图像有所了解和认识。

正常黄斑区 OCT 图像中，频域 OCT 的横断面图像已非常接近黄斑的组织形态学水平（图 6.4）。黄斑中心凹处只有光感受器细胞层，视网膜较薄，中心凹呈斜坡状，为较低的光反射，很易辨认。视网膜的主要动脉和静脉位于神经纤维层（RNFL），可以看到其后的影缺现象（shadow effect）。

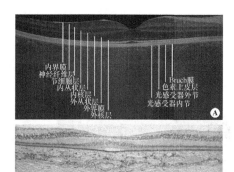

图 6.4　正常人黄斑区频域 OCT 图像（A）
与黄斑区组织学形态图（B）

扫二维码
看彩图

　　OCT 图像可用伪彩及灰度图显示（图 6.5）。
伪彩图中不同颜色代表的是不同结构的光学特
性，以红白色表示最强反光，以蓝黑色表示最弱
反光，代表对光的反射性弱的区域。正常视网膜
组织的强反射包括 RNFL、感光细胞内段/外段连
接层（IS/OS）及视网膜色素上皮（RPE）与脉
络膜毛细血管复合体等；中反射主要为丛状层
等；弱反射包括双极细胞层等核层和感光细胞
层。伪彩图中视网膜前后界为红色强反射层，
分别代表 RNFL 和 RPE 及脉络膜毛细血管层。
玻璃体视网膜交界面是无反射性的玻璃体暗区，

与强反射性的视网膜表面形成鲜明对比，界线
分明。RPE 与脉络膜毛细血管层均为红色强反
射，两层反射接近难以区分。中等反射来自内
外丛状层，而内外核层和光感受器内外节为最
弱反射。

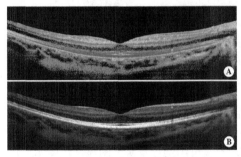

图 6.5　正常人黄斑区伪彩图（A）
与灰度图（B）

扫二维码
看彩图

问题 3：OCT 在诊断糖尿病视网膜病变中的
作用是什么？

OCT 目前已经作为糖尿病黄斑水肿的常规
检查。OCT 是一种非侵入性、非接触性、可重复
性好、能将视网膜的横断面进行高分辨率扫描的
技术，在活体上能够较准确且直观地显示视网膜
各层的细微结构及定量测量视网膜的厚度，尤其
对于黄斑部疾病的诊断及指导治疗有重要意义。

OCT 对糖尿病视网膜病变患者黄斑部的检查有许多优点，如能对糖尿病黄斑水肿的类型和程度作出准确的判断，并可做定量分析，能够测定黄斑区中心凹的厚度并预测视力状况，能够对治疗效果进行定量的比较、随诊和观察。

问题4：在糖尿病视网膜病变的检查中，OCT能取代眼底荧光素血管造影吗？

OCT 也具有局限性，如 OCT 在检查糖尿病黄斑水肿时不能像眼底荧光素血管造影那样，明显地观察到液体渗漏的来源，在检测视网膜血管屏障方面，眼底荧光素血管造影也比 OCT更敏感。

问题5：什么是 OCTA 及其在诊断糖尿病视网膜病变中的作用是什么？

光学相干断层扫描血管成像（OCTA）是在OCT 基础上优化并结合血管成像方法，将视网膜血管组织和神经组织进行对比显像而获取的高分辨率视网膜循环图像，可实现视网膜、脉络膜血管分层成像。对于早期糖尿病视网膜病变，通过观察黄斑中心凹无血管区形态、视网膜血管密度变化及视网膜微血管瘤数量对非增生性糖尿病视网膜病变进行量化评估。对于晚期糖尿病视网膜病变，通过视网膜新生血管形态变化和累及部位，可对疾病进展和预后进行客观评价。了解不同病程糖尿病视网膜病变特征性病变的OCTA图像特征，可为糖尿病视网膜病变的诊断和治疗效果评估提供参考价值。

问题 6：在糖尿病视网膜病变的检查中，OCTA 与眼底荧光素血管造影的比较。

OCTA 不仅实现对各个阶段糖尿病视网膜病变血管形态学的观察，而且可对眼底荧光素血管造影检查未发现视网膜病变的糖尿病患者眼底进行分析。研究发现，糖尿病视网膜病变早期阶段，OCTA 可见黄斑中心凹无血管区明显扩大、环的结构破坏以致变形、视网膜血管密度降低及视网膜微血管瘤等异常变化。糖尿病视网膜病变的晚期阶段可观察到视网膜新生血管病变结构。OCTA 可以对糖尿病视网膜病变的各个阶段的视网膜血管病变进行量化分析。

五、眼底荧光素血管造影

问题 1：什么是眼底荧光素血管造影？它在诊断糖尿病视网膜病变中的作用是什么？

眼底荧光素血管造影是利用荧光素钠作

为造影剂从前臂静脉快速注入，当荧光素钠随血流进入眼底血管时，通过一组滤色片的眼底摄影机，持续拍摄眼底血管染料循环时接收激发光线发射出的荧光形态，从而观察眼底血管的微细结构和循环的变化，它为诸多眼底病的发病机制、诊断、治疗和预后评估提供了诊断依据。

与眼底照相比较，眼底荧光素血管造影可以更加清晰地显示视网膜微循环状态，及早发现视网膜无灌注区和新生血管，从而尽早诊断增生性糖尿病视网膜病变。

问题 2：哪些患者不适合进行眼底荧光素血管造影呢？

患有严重心脏、肝、肾疾病者；对荧光素过敏者；青光眼患者；孕妇；全身情况或局部情况不能采取坐位者，不适宜检查。因为眼底荧光素造影需要采取坐位进行检查且保持头位固定不动。

问题 3：眼底荧光素血管造影前准备是什么？

眼底荧光素血管造影前需要做过敏试验和充分散瞳。造影前无须禁食。

问题 4：眼底荧光素血管造影的基本操作

过程是什么？

检查前准备包括详细询问病史，了解有无严重的过敏史，有无严重的心脏、肝、肾疾病，有过敏史者或有心脏、肝、肾疾病者不宜做该项检查；眼底荧光素血管造影前半小时双眼散瞳至8mm；过敏试验：稀释的荧光素钠注射液经静脉注射，稍后观察患者有无不适反应；进行眼底荧光素血管造影，荧光素钠在4～5s内快速经肘静脉推入，根据不同时间拍摄不同部位眼底图像。

问题 5：眼底荧光素血管造影会有不良反应吗？

尽管机体对荧光素钠的反应是否单纯为过敏反应，目前尚无定论，且事实上稀释推注试验阳性反应者很少，因此有学者认为，过敏试验阴性者并不能预知注射后有无过敏反应。

眼底荧光素血管造影后约4%的患者发生一过性恶心，应嘱患者张口吸气后慢慢呼出，并安慰患者恶心很快会消失，以消除紧张情绪，一般可以避免呕吐的发生；出现皮肤瘙痒、荨麻疹者应用抗组胺药。约0.2%的患者因荧光素钠漏入皮下出现局部疼痛，发现荧光素钠渗漏应立即停止注射，局部加压 5～10min，而且要观察患者数小时甚至数天直至水肿、疼痛、充血等消退。极少数患者可发生过敏性休克，经积极抢救，多数患者不留后遗症。

问题 6：眼底荧光素血管造影后的注意事项是什么？

眼底荧光素血管造影后 6～12h 内皮肤、球结膜发黄，24～36h 内尿液呈橘黄色，对此不必惊慌，对身体无影响。

问题 7：眼底荧光素血管造影在糖尿病视网膜病变诊断中是否可以被取代？

免散瞳眼底照相和 OCT 在糖尿病视网膜病变患者的检查中虽然有诸多优点，如在小瞳孔下可以快速、无创、准确地对糖尿病视网膜病变作出准确的判断和追踪观测，并可做定量分析，但也具有其局限性。

眼底荧光素血管造影能准确地观察到液体渗漏的来源；在检测视网膜血管屏障方面也比 OCT 更敏感。眼底荧光素血管造影的另外一个重要的作用是对糖尿病视网膜病变局部的缺血诊断，通过眼底荧光素血管造影检查可以清晰地观察到黄斑部及周边的微血管缺血和无灌注区，这是用其他的检查方法难以检测到的，对指导视网膜激光光凝治疗具有十分重要的作用，并且是增生性糖尿病视网膜病变激光治疗后效果评估及补充激光的必要依据。

（杨文慧）

第七章 糖尿病视网膜病变的治疗

一、病因治疗

针对糖尿病视网膜病变（DR）病因治疗的关键是严格控制血糖。糖尿病控制与并发症的临床研究（DCCT）结果显示，对于 1 型糖尿病患者，严格血糖控制使糖尿病视网膜病变的进展风险降低 54%，神经病变降低 60%，蛋白尿降低 54%；关于 2 型糖尿病，英国前瞻性糖尿病研究（UKPDS）显示，严格血糖控制组在 12 年观察期间糖尿病视网膜病变的进展风险降低了 21%，此外，与传统治疗组相比，严格血糖控制组视网膜激光光凝术治疗的需求降低了 29%。

高血压是糖尿病最常见的并发性疾病，UKPDS 研究也证实，严格控制高血压可以使微血管病变的风险降低 37%，基于 UKPDS 的研究数据，收缩压每降低 10mmHg，预期视网膜病变的风险降低 10%，严格控制血压也是针对病因治疗的重要方面。

越来越多的证据显示，血脂异常是视网膜病变及黄斑水肿的重要危险因素。流行病学研究显示，血脂代谢障碍与糖尿病视网膜病变和临床有意义的糖尿病性黄斑水肿有关，并可能与增生性糖尿病视网膜病变有关，因此，降血脂治疗作为病因治疗，对于同时患有糖尿病和血脂异常的患者有益，这种益处不仅在于其对心血管并发症的影响，也包括其对视网膜病变的影响。

糖尿病视网膜病变与肾病联系紧密，在糖尿病患者中，两者常同时存在，是具有共同危险因素和病理机制的微血管病变。美国威斯康星糖尿病视网膜病变的流行病学研究（WESDR）的青年发病组中，基线时有明显蛋白尿的患者，4 年后发生增生性视网膜病变的概率是没有明显蛋白尿患者的 2.3 倍。对伴有严重黄斑水肿的肾衰竭患者的临床病例研究显示，黄斑水肿可以在腹膜透析或血液透析后消退。

另外，吸烟和饮酒也增加了罹患糖尿病视网膜病变的风险，而控制体重和适度锻炼可能对延缓糖尿病视网膜病变的发生和发展有益。

二、口服药物治疗

目前的治疗着重于通过有效地控制血糖、血压、体重和血脂以减缓糖尿病视网膜病变的进程，在合适的阶段运用激光光凝治疗保存视功能，但缺乏特效的药物治疗。临床常用的治疗早期糖尿病视网膜病变的药物主要有以下几种：

羟苯磺酸钙是一种血管保护剂，具有抗氧化作用，可减少活性氧所致的微血管渗漏。有研究证实，羟苯磺酸钙可降低糖尿病患者的血管高通透性、血液高黏性和血小板高聚集性。羟苯磺酸钙治疗早期糖尿病视网膜病变，可促进视网膜病变的吸收，减轻视网膜水肿，使视力稳定或者有所改善。口服每次 500mg，每日 2～3 次，疗程 3 个月至 2 年不等，不良反应较少，初用药时可能有胃肠道不适，1 周后多能自行缓解。

递法明，又称黄佯盐 100，是由欧洲野生越橘的花青素苷提取物和 β 胡萝卜素组合而成，具有抗氧化作用。其可用于治疗早期糖尿病视网膜病变，剂量为每次 100～200mg，每日 3 次，每月服用 20 天，连续服用 6～12 个月。

甲钴胺（弥可保），是一种甲基维生素 B_{12}，可促进轴索再生，修复损伤的神经纤维，改善糖尿病患者周围神经病变。口服每次 500μg，每日3 次，4 个月为 1 个疗程。

另外还有一些中成药，如复方血栓通胶囊和血明目片等也可以辨证应用。

三、视网膜激光光凝治疗

视网膜激光光凝治疗是目前治疗糖尿病视网膜病变的主要手段（图 7.1）。两项大型循证医学糖尿病视网膜病变研究组（DRS）和早期治疗糖尿病视网膜病变研究组（ETDRS）研究证实，有效的激光光凝治疗可以使大部分糖尿病视网膜病变患者不发生严重视力下降。对于高危增生性糖尿病视网膜病变、有临床意义的黄斑水肿和部分重度非增生性糖尿病视网膜病变患者，激光光凝可以降低其发生严重视力丧失的危险。

激光光凝治疗分为全视网膜光凝（PRP）及黄斑格栅样光凝和局灶激光光凝。

全视网膜光凝的适应证：①重度非增生性糖尿病视网膜病变，特别是 FFA 显示较多无灌注区；②增生性糖尿病视网膜病变（PDR）；③糖尿病视网膜病变伴有虹膜新生血管。

全视网膜光凝的作用机制：①去除视网膜缺血因素，减少促血管生成因子的产生，如血管内皮细胞生长因子（VEGF）等。②减少耗氧的感光细胞和视网膜色素上皮细胞，改善内层视网膜氧供，减少促血管生成因子的刺激源。③刺激正常情况下视网膜色素上皮内新生血管抑制因子的释放。④光凝部位的视网膜色素上皮萎缩，视网膜变薄，外屏障破坏，营养物质可直接由脉络膜进入视网膜，改善视网膜营养供应。

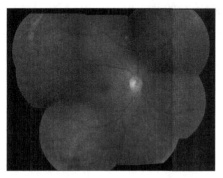

图 7.1　右眼糖尿病视网膜病变全视网膜激光光凝术后 1 个月眼底彩色照相

扫二维码
看彩图

黄斑格栅样光凝和局灶激光光凝治疗的适应证：①对弥漫性黄斑水肿及临床有意义的黄斑水肿（CSME）应进行黄斑格栅样光凝及局灶激光光凝。②距黄斑中心 500～3000μm 微血管瘤引起并加重黄斑水肿，可对其直接进行局灶激光光凝。

黄斑格栅样光凝和局灶激光光凝的作用机制：①降低扩张的毛细血管通透性而减轻渗漏水肿。②刺激 RPE 细胞，增强其"泵功能"和"外屏障"功能，促使黄斑水肿消退。③直接光凝微血管瘤和异常渗漏的血管，减轻渗漏，防止出血。

激光光凝治疗的并发症：玻璃体积血、牵拉性视网膜脱离、脉络膜脱离、虹膜灼伤、脉络膜新生血管等，治疗前充分散大瞳孔，治疗过程中仔细避开大血管，逐渐增加激光能量，避免过大能量激光斑的损伤，分次激光治疗可以减少上述并发症。

激光光凝治疗的预后：①激光光凝治疗糖尿病黄斑水肿的目的是适度的视力提高或者稳定，应告知患者避免不现实的视力改善预期；②全视网膜光凝治疗糖尿病视网膜病变可能造成视力下降，视力下降常为一过性，与治疗后黄斑水肿加重有关。

激光光凝治疗过程中应该注意的几个问题如下所述。

问题1：应该如何选择激光波长？

基于眼内不同组织对不同波长光的吸收特性，糖尿病视网膜病变多选择绿色波长的激光，而黄斑区的视网膜水肿多选择黄色波长的激光，以减少对视锥细胞的损伤，视网膜上有较多出血或者玻璃体少量积血时选择红色波长的激光。而针对视网膜微血管瘤的光凝通常在瘤体上进行，最好选择被血红蛋白吸收较好的波长，如黄色激光和红色激光。

问题2：如何处理激光光凝治疗的并发症？

激光光凝治疗如果波长选择不对，或者治疗参数选择不当，不仅不能治疗糖尿病视网膜病变，还有可能导致一些并发症。常见的并发症及处理如下所述。

（1）玻璃体积血：常发生在玻璃体已有少量积血，选用波长短的绿光光凝时，血细胞内的血红蛋白吸收绿光的能量引起玻璃体收缩，牵拉视网膜新生血管，导致玻璃体积血。发生后可以应用药物促进玻璃体积血的吸收，如长时间不吸收或发生视网膜脱离，则应行玻璃体切割手术治疗。

（2）视网膜裂孔：发生在参数设置不当，如曝光时间短（如0.1s），功率选择较高而产生爆破效应，导致视网膜穿孔，也可以造成Bruch膜破裂。视网膜裂孔可能会导致视网膜脱离；Bruch膜破裂可以激发脉络膜新生血管膜。一旦发生裂孔迅速补救时要覆盖光斑进行封闭。

（3）脉络膜脱离：在视网膜接受大面积的光凝时，特别是合并肾功能较差的患者，容易发生脉络膜脱离。密集的全视网膜光凝如果分次完成则很少发生脉络膜脱离。一旦发生，可球旁注射甲泼尼龙或地塞米松。

（4）脉络膜新生血管膜：曝光时间短、激光功率高造成Bruch膜穿孔，脉络膜毛细血管长入视网膜下，出血纤维化形成脉络膜新生血管膜。根据发生的部位不同，可行抗VEGF治疗或者激光光凝治疗。

（5）虹膜灼伤：激光进入眼内时被虹膜的色素吸收导致虹膜片状萎缩，特别是使用三面镜时更容易导致虹膜灼伤。治疗前充分散大瞳孔，仔细操作，避免激光能量聚焦于虹膜上可以减少上述风险。

（6）牵拉性视网膜脱离：发生的原因与玻璃体积血的发生原因相同，玻璃体内的血细胞吸收绿色激光引起玻璃体收缩，也可以产生牵拉性视网膜脱离，发生后只能通过玻璃体切割术缓解。

四、玻璃体内抗新生血管生成药物和糖皮质激素治疗黄斑水肿

1. VEGF 治疗黄斑水肿 VEGF 被广泛认为是介导糖尿病视网膜病变过程的核心因素，VEGF 是参与了糖尿病黄斑水肿病理生理过程的一个重要分子。缺氧、高血糖的病理条件可导致 VEGF 上调，进而引起渗漏、血管增殖等病理过程，若阻断 VEGF 作用，可以抑制白细胞淤滞、视网膜细胞间黏附分子-1 表达和血-视网膜屏障破坏，减少视网膜微血管渗漏，有效治疗糖尿病黄斑水肿。目前大量的实验和临床证据显示了抗 VEGF 治疗在糖尿病黄斑水肿治疗中的疗效（图 7.2）。我国目前临床应用的抗 VEGF 制剂有雷珠单抗、贝伐单抗(标签外用药)、

阿柏西普和康柏西普 4 种。抗 VEGF 治疗需要反复多次的玻璃体腔注射,其治疗糖尿病黄斑水肿的模式还在多项随机对照试验(RCT)研究中进行探索。

2. 糖皮质激素治疗糖尿病黄斑水肿 糖皮质激素最主要的作用就是稳定血-视网膜屏障、促进渗出吸收、下调炎症因子的刺激作用,还有抗血管生成、抗纤维化、抗渗出的作用。糖皮质激素能够穿透眼前节却达不到眼后节,玻璃体腔直接注药是绕过血-视网膜屏障的最好方法,可对靶组织递送高的初始浓度,并维持有效浓度至少 3 个月。目前临床应用的主要是以下两种糖皮质激素类药物,包括曲安奈德和地塞米松眼内缓释植入物(Ozurdex)。玻璃体腔注射激素的潜在并发症主要包括感染性眼内炎、高眼压、继发性白内障、玻璃体积血、视网膜裂孔和视网膜脱离等。糖尿病视网膜病变临床研究网络(DRCR.net)研究结果显示:与激光治疗组 3 年的安全性比较,玻璃体腔注射曲安奈德 4mg 组(IVTA 组)中有 83% 的患者接受了白内障摘除术,而激光治疗组仅为 31%;IVTA 组中有 33% 的患者眼内压升高超过了 10mmHg,而激光组仅为

4%。玻璃体腔注射糖皮质激素后应注意监测眼压，发现眼压升高时需给予降眼压药物，一次注药后，一般 8 个月时大部分患者的眼压可恢复，对于眼压升高药物不可控制时，可进行选择性小梁激光成型术或者其他抗青光眼手术。目前糖皮质激素玻璃体腔注药不作为糖尿病黄斑水肿的首选治疗，而只作为患有严重心脑血管疾病，不能接受抗 VEGF 治疗患者或者人工晶状体眼患者的首选治疗。

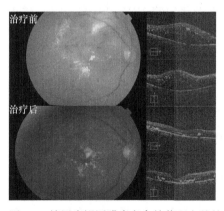
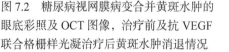

图 7.2 糖尿病视网膜病变合并黄斑水肿的眼底彩照及 OCT 图像，治疗前及抗 VEGF 联合格栅样光凝治疗后黄斑水肿消退情况

扫二维码
看彩图

玻璃体腔注药技术：术前首先要排除眼球和眼睑的感染性疾病。注射前用 10%聚维酮碘

消毒眼睑周围皮肤及睫毛；使用开睑器撑开眼睑，黏弹剂保护角膜，结膜囊内滴入 5%聚维酮碘，等待 90s，充分冲洗结膜囊，进针时避免针头接触睫毛或睑缘。对于有晶状体眼者，进针处应距角巩膜缘 3.5～4.0mm；无晶状体眼或人工晶状体眼者，进针处应距角巩膜缘 3.0～3.5mm。注射针垂直于眼球壁缓慢刺入巩膜，针尖朝向眼球中心，注射针刺入深度至少为 6mm，缓慢注入药物。药物推注后，缓慢抽出注射针，使用无菌棉签按压注射部位 10s，防止药物反流。

玻璃体腔注药术引起的医源性不良事件主要包括结膜出血、高眼压、医源性外伤性白内障、感染与非感染性眼内炎及心脑血管不良事件等，严格按照操作流程手术，一般上述不良事件发生率很低。

糖尿病黄斑水肿临床治疗方案选择：当前的临床试验显示，不含防腐剂的单一激素治疗，随诊 3 年，其疗效劣于光凝治疗，曲安奈德联合光凝治疗的效果劣于雷珠单抗联合即时或者延迟光凝治疗。

五、玻璃体切割手术

（一）增生性糖尿病视网膜病变的玻璃体手术治疗

现代玻璃体手术技术提供了相对安全有效地去除玻璃体积血和增生组织的方法。目前玻璃体手术主要用于治疗增生性糖尿病视网膜病变的并发症，如新生血管引起的玻璃体积血、视网膜玻璃体增殖条索牵拉引起的牵拉性视网膜脱离等。手术治疗的目的是清除混浊的玻璃体，去除视网膜玻璃体增殖病变，复位脱离的视网膜，进行全视网膜激光光凝治疗，使脱离的视网膜达到解剖复位，改善黄斑功能，提高视力，防止病变进一步发展。

增生性糖尿病视网膜病变的特点主要包括广泛形成的新生血管、纤维组织增生、不完全的玻璃体后脱离和玻璃体视网膜牵拉。

1. 玻璃体手术的适应证　较长时间不吸收的浓厚玻璃体积血、牵拉性视网膜脱离、玻璃体黄斑牵拉、混合性视网膜脱离、致密的视网膜前出血、黄斑前膜、严重的视网膜纤维血管增殖膜、玻璃体积血合并虹膜新生血管及白内障合并玻璃体积血等。

术前要充分评估患者的全身和眼部情况，避免医源性损伤，尽可能恢复患者的视功能。

术后要密切关注近期和远期并发症。

2. 玻璃体切割术中的困难及对策

（1）瞳孔缩小：常由于术中虹膜创伤或低眼压所致。若发现术中眼压低，瞳孔缩小时，应立即升高灌注液以增高眼压。术中注意巩膜切口不宜过大，否则难以维持眼压。

（2）术中出血：常发生在有高血压或者凝血机制有问题的患者，特别要检查长期服用阿司匹林患者的血液流变学，建议糖尿病患者于玻璃体手术前在征得内科医师同意的前提下停用阿司匹林1周。术中视网膜血管出血时，可升高灌注压压迫止血，也可水下电凝出血点，还可注入"重水"压迫止血，出血止住后用笛针吸出"重水"。

（3）角膜水肿：眼压高时角膜上皮容易水肿，眼压低时角膜内皮容易水肿。出现角膜上皮水肿，可适当降低灌注液的高度，必要时刮除角膜上皮；出现角膜内皮水肿，可适当升高眼灌注液的高度或者缩小巩膜切口防止切口漏水。

（4）医源性裂孔：糖尿病视网膜病变患者玻璃体基底部与视网膜粘连紧密，在这一部位靠近视网膜切除玻璃体，容易在巩膜切口附近和赤道部的视网膜形成裂孔。一旦发生视网膜裂孔，要彻底清除周围的玻璃体及增殖膜，然后激光光凝或冷凝封闭裂孔。存在视网膜下积液时，应在气-液交换后或在重水压迫下封闭视网膜裂孔。

（5）晶状体混浊：可由眼内器械碰撞损伤所致，也可由于眼内灌注液冲击晶状体后囊造成。如果后囊膜无损伤可行透明角膜切口的晶状体超声乳化术；如果后囊膜损伤，视损伤程度可行扁平部晶状体超声粉碎。后囊膜损伤后要同时进行全视网膜光凝治疗或者周边视网膜冷凝治疗，否则术后新生血管性青光眼发生率增高。

（6）术毕低眼压：一般由于切口闭合欠佳或者开睑器取出时的挤压眼球引起，发生后应水密缝合切口，补充眼内液体直至眼压正常。

3. 术后处理及并发症的处理

（1）术后检查：术后第 2 天的检查包括眼压、角膜上皮完整性、有无角膜后沉积物、前房深度和浮游物、晶状体透明度、玻璃体清晰度和视网膜复位情况。术后检查一般于术后第1周每天1次，病情稳定后出院，随后定期门诊复查。

（2）局部用药：包括局部应用睫状肌麻痹剂、糖皮质激素、广谱抗生素和非甾体抗炎药等滴眼液。睫状肌麻痹剂最好使用短效药物以活动瞳孔，糖尿病患者最好不要全身使用糖皮质激素，以免影响血糖水平。

（3）早期术后并发症

1）眼压升高：要针对不同的病因进行处理。眼压30mmHg以下且无症状的患者可不做降眼压处理；如果眼压大于30mmHg，或者眼压升高不明显但症状较重，可给予对症降眼压处理，如口服乙酰唑胺，局部点2%盐酸卡替洛尔滴眼液。因填充膨胀气体或者硅油引起的高眼压，可考虑放出少量气体或硅油。

2）玻璃体积血：术后出血大部分在2个月内自行吸收，一般不做手术处理，除非出现眼压升高或视网膜脱离。再次手术可灌洗玻璃体腔，检查眼底，有视网膜血管被牵拉时，剪断牵引物；存在视网膜新生血管时，行激光光凝或冷凝治疗。

3）葡萄膜反应：轻微的葡萄膜反应可局部使用糖皮质激素，如果前房出现大量纤维素性渗出物，可短期频繁局部点用糖皮质激素滴眼液，或结膜下注射糖皮质激素，联合阿托品注射液结膜下注射。

4）角膜上皮缺损：糖尿病患者的角膜上皮在手术中损伤后，上皮和基底膜之间的黏合力异常，导致愈合延迟。首选佩戴角膜绷带镜，也可采用双眼包扎、患眼加压包扎的方法限制眼球运动，促进角膜上皮愈合。

5）晶状体混浊：如果由玻璃体腔气体填充，气体直接刺激晶状体造成羽毛状混浊，一般几天后可自行消退。如果由晶状体囊膜损伤造成，可择期行白内障手术。

6）视网膜脱离：避免视网膜脱离的发生，术中关键是仔细检查眼底，发现并处理术中存在的视网膜裂孔，避免遗漏；术后屈光间质清晰时，视网膜脱离容易发现，合并玻璃体积血或者混浊时，要进行眼 B 超检查，一旦发现视网膜脱离，应尽早手术治疗。

7）眼内炎：对于可疑眼内炎患者，如前房积脓，而玻璃体腔无混浊者，应采取前房穿刺并抽取 0.1ml 房水做病原微生物检测及药物敏感试验，以明确眼内炎诊断和确定致病微生物，并给予结膜下注射、结膜囊点药、静脉滴注，同时玻璃体腔注射广谱抗菌药物，待病原微生物检测及药物敏感试验结果回报，调整为敏感药物静脉滴注。玻璃体腔注射抗菌药物是针对疑似病例、早期病例的治疗方法，也是在实施玻璃体切割手术前初期治疗措施。当玻璃体出现炎性混浊，患者视力进行性下降时，或者玻璃体腔注射药物无法有效控制病情时，建议积极采用玻璃体切割手术治疗，术中可获取玻璃体标本进行病原学检查，并去除大部分致病微生物，同时可联合玻璃体腔硅油填充，抑制病原微生物繁殖，有利于控制病情进展。

（4）远期术后并发症

1）角膜变性：大范围角膜内皮损伤可导致角膜全层水肿、大疱状角膜变性和新生血管形成。角膜变性可由膨胀气体损伤所致，硅油也可致角膜带状变性。如果角膜病变稳定，且严重影响视力可以考虑角膜移植。

2）虹膜新生血管形成和新生血管性青光眼：常发生于无晶状体眼、人工晶状体眼、视网膜大面积无灌注区和缺血时，当药物和全视网膜激光光凝治疗均不能控制眼压，患者尚存有用视力时，可进行抗青光眼滤过手术。

3）白内障：当视力障碍明显时，可行白内障囊外摘除术或白内障超声乳化联合人工晶状体植入术。

4）眼球萎缩：多发生于合并牵拉性视网膜脱离及虹膜红变者，如术后发生眼内炎、脉络膜脱离及睫状体功能衰竭，术后更易发生眼球萎缩。

（二）糖尿病黄斑水肿的玻璃体切割手术治疗

糖尿病黄斑水肿的眼内药物治疗取得了很好的疗效，但有少数对激光光凝治疗和抗 VEGF 药物治疗反应欠佳、中心视力严重下降的黄斑囊样水肿或者 OCT 显示视网膜表面反射增强可疑玻璃体后皮质增厚或者有确切的视网膜前膜时，可考虑手术治疗。手术目的为清除视网膜前膜或者粘连过紧的玻璃体后皮质。主要手术操作步骤：①曲安奈德染色帮助显示黄斑表层的残留玻璃体后皮质，有利于玻璃体的完全清除；②黄斑前膜/内界膜剥除，用内界膜镊抓起黄斑前膜/内界膜，围绕黄斑中心凹圆形或者椭圆形撕除，去除黄斑牵拉。手术具有一定的风险，玻璃体切割手术不做首选治疗方法，但黄斑前膜和玻璃体黄斑牵引导致的黄斑水肿应考虑玻璃体切割术，无牵引的持续不吸收的黄斑水肿也可以考虑行该手术，但存在视力下降的风险。

（周　伟）

第八章 糖尿病视网膜病变的预防及处理

一、确诊糖尿病后应该怎么做

确诊糖尿病后，首先，要严格控制血糖、血压和血脂，并关注患者的肾功能；其次，饮食控制和运动对于延缓糖尿病并发症的发生也很重要。

作为眼科医生，当然更关注糖尿病的眼部并发症，如糖尿病视网膜病变。我们知道，糖尿病视网膜病变早期可能没有任何症状，而且2型糖尿病患者普遍存在数年的隐匿期，在确诊糖尿病时糖尿病视网膜病变的风险已经很大，所以尽早眼底筛查尤为重要，眼底筛查可使糖尿病视网膜病变严重失明风险降低94.4%。

中华医学会眼科学分会眼底病学组推荐的眼科筛查的标准：对于1型糖尿病患者，青春期前或青春期发病的，可在12岁开始眼科筛查，青春期后发病的患者一旦诊断即应进行筛查，筛查可每年1次或根据情况；2型糖尿病患者确诊时即应每年1次，或根据情况进行眼科筛查；对于妊娠糖尿病患者，中度非增生性糖尿病视网膜病变患者每 3～6 个月进行 1 次眼科检查，而重度非增生性糖尿病视网膜病变患者每 1～3 个月进行眼科检查。

首次就诊的糖尿病患者应进行详细的眼科检查以全面了解患者的双眼视力情况，是否合并糖尿病视网膜病变，以及糖尿病视网膜病变的严重程度，是否伴有黄斑水肿，以及黄斑水肿的分型。同时要了解患者糖尿病的病史及治疗情况，具体包括：糖尿病的病程、既往和当前的血糖控制水平、药物治疗情况（包括降血糖药物、降血压药物和降血脂药物的应用情况）及全身病史（是否合并其他系统性疾病，如高血压、高血脂、肾脏疾病情况，以及是否妊娠等）。眼科检查包括视力、裂隙灯显微镜检查、眼压和眼底检查等。如果必要再根据患者的病情酌情选择眼底照相、眼底荧光素血管造影检查和 OCT 检查等，以明确病变的分期，以及是否合并黄斑水肿等，指导进一步治疗。

二、确诊糖尿病视网膜病变后应该怎么做

首先，确诊糖尿病视网膜病变后，要与患者

沟通检查的结果及其意义,既要告知疾病的风险又要缓解患者的紧张情绪,同时告知患者糖尿病视网膜病变的有效治疗依赖于及时治疗,即使有良好视力且无眼部症状也要定期检查眼底。还要告知患者降低血脂水平,维持正常的血压和血糖水平的重要性。另外,还要和内分泌科医生沟通眼部的相关检查情况,请他们协助眼科医生,控制患者血糖、血压、血脂,以帮助治疗或者延缓糖尿病视网膜病变进展。

其次,要进行眼科详细检查,包括视力、裂隙灯显微镜检查、眼压和眼底的检查等。必要时进行眼底照相、眼底荧光素血管造影检查和 OCT 检查,以明确糖尿病视网膜病变的分期和是否合并黄斑水肿情况。积极引导患者在合适的时期进行适当的包括激光、抗 VEGF 药物治疗和手术治疗等,帮助患者克服紧张的情绪,积极配合治疗,以便取得最佳的治疗效果。

最后,对于手术效果欠佳的或者无法接受手术治疗的患者需提供适当的支持(包括提供咨询、康复和社会服务等),也要为低视力患者提供低视力功能康复治疗和社会服务。

三、糖尿病视网膜病变的认识误区

误区 1：视力出现问题才去看眼科。

糖尿病视网膜病变早期对视力没有明显影响，患者也常因为没有症状而不去眼科检查，但这并不代表没有眼部疾患，等到视力出现问题再来就诊时病情常已加重。还有些老年糖尿病患者，常把糖尿病视网膜病变所致的视物模糊误认为是生理性的老年眼花而不以为然，而错失治疗良机。因此糖尿病患者无论视力有无问题，都需要定期去医院检查眼底，千万不要等视力出现问题了才进行眼科检查，错过最佳治疗时机。

误区 2：只注重控制血糖，忽视全身病的综合管理。

许多糖尿病患者认为只要把血糖控制好，就不会发生糖尿病视网膜病变，这是错误的。糖尿病视网膜病变不仅与长期高血糖有关，还与高血压、高血脂、肾脏病变、吸烟、肥胖等其他多种因素密切相关。有研究报道，合并高血压的糖尿病患者视网膜病变发生率比单纯糖尿病患者高34%，良好的血压控制可以缓解视网膜病变的进展；严格控制血脂可使黄斑局部光凝治疗及全视网膜光凝治疗的需求下降30%。不吸烟者较吸烟者视网膜病变发生风险降低 1/3。此外，用于肾脏保护的 ACEI 和 ARB 类药物，对于延缓视网膜病变的进展也有帮助。

因此，预防糖尿病视网膜病变需要综合管理，仅仅控制好血糖还远远不够，还要控制好血压、血脂，改善微循环，戒烟，保护肾脏等。

误区 3：得了糖尿病视网膜病变不能行视网膜激光治疗，激光越打视力越差。

这种观点是错误的，视网膜激光光凝治疗目的是减少视网膜需氧量，减少新生血管形成，诱导已形成的新生血管萎缩。对于已经存在大面积视网膜无灌注区的患者必须尽早给予激光光凝治疗，才能预防新生血管形成或使已经形成的新生血管萎缩。全视网膜激光光凝治疗通常分3～4 次完成，部分患者在激光治疗期间视力下降，是由于病情自然发展所导致的，并非激光光凝所致。

误区 4：血糖正常，眼底病就不发展了。

严格地控制血糖和血压，能延缓糖尿病视网膜病变的进展。然而，几次的血糖测量正常并不代表已严格控制了血糖。在实际生活中，无论 1 型糖尿病还是 2 型糖尿病患者都无法真正做到严格地控制血糖，所以病情会随着时间的推移趋于加重。尽管我们无法做到真正严格地控制血糖，但是尽可能地控制血糖平稳、减少血糖的波动，还是可以在一定程度上延缓糖尿病视网膜病变进展。

误区5：糖尿病视网膜病变可以治愈。

糖尿病视网膜病变是糖尿病的并发症之一，如同糖尿病一样，现代的治疗技术无论是激光治疗、玻璃体腔注射抗 VEGF 药物或者玻璃体切割术等，都只能延缓疾病的发展和控制病情，并不能治愈糖尿病视网膜病变，也不能恢复已经丧失的视功能。因此，糖尿病视网膜病变重在预防。

误区6：糖尿病眼病=糖尿病视网膜病变。

糖尿病可引起多种眼部病变，包括视网膜病变、白内障、青光眼、屈光不正、眼外肌麻痹等，其中以视网膜病变最为常见。由此可知，糖尿病视网膜病变只是糖尿病眼病的一种，两者并不能画等号。

（周　伟）

第九章 特殊的糖尿病视网膜病变

一、青少年糖尿病视网膜病变

糖尿病是一种全球性慢性疾病。从全球范围来看，糖尿病患病率逐步升高。据统计，2017年全球成人糖尿病患病人数达 4.25 亿，预计到 2045 年全球成人糖尿病患病人数达 6.29 亿；我国以 1.14 亿的数量成为糖尿病患者绝对数量最多的国家。在我国，糖尿病患者中糖尿病视网膜病变患病率为 24.7%～37.5%，已成为主要致盲眼病之一。发病年龄年轻化，儿童糖尿病的患病率在全球呈增加趋势。虽然 1 型糖尿病在青少年与儿童中仍是最普遍的，但是发病率呈迅速上升的 2 型糖尿病已引起了全社会的广泛关注。

目前，根据发病原因，青少年与儿童糖尿病可分为 1 型糖尿病、2 型糖尿病和其他特殊类型糖尿病等三类，其中特殊类型糖尿病主要包括青少年的成年起病型糖尿病和新生儿糖尿病等单基因糖尿病。

以往认为，儿童、青少年糖尿病绝大多数为 1

型糖尿病，是由于胰岛细胞衰竭、胰岛素分泌低下所致。2 型糖尿病相比 1 型糖尿病，发病年龄偏晚，提示对青少年期发病的患者，尤其发病年龄在 9 岁以上，有肥胖体形及糖尿病家族史的患者，应该考虑 2 型糖尿病的可能。

研究发现，高血糖、高血压、高血脂是糖尿病视网膜病变发生的 3 个重要危险因素，糖尿病病程是视网膜病变最重要的发生因素。1 型糖尿病患者病程 5 年、10 年、15 年糖尿病视网膜病变的发生率分别为 25%、60% 和 80%。2 型糖尿病 5 年以内病程者，使用胰岛素与不使用胰岛素治疗的患者中发生糖尿病视网膜病变的比例分别为 40% 和 24%，该比例在病程长达 19 年以上的患者中分别增加至 84% 和 53%。2 型糖尿病患者病程 5 年以下与 25 年以上发生增生性糖尿病视网膜病变的比例分别为 2% 和 25%。糖尿病患者的血糖水平、糖化血红蛋白（HbAlc）浓度与糖尿病视网膜病变的发生有着直接的关系。此外，糖尿病肾病常合并增生性糖尿病视网膜病变，而尿毒症能加剧糖尿病慢性并发症的进展和恶化，其原因可能与高血压、血液流变学改变，如脂蛋白和纤维蛋白原增加有关。除此以外，糖尿病视网膜病变的发生和发展还与不良嗜好有关，如吸烟和饮酒。吸烟会增加糖尿病视网膜病变发生率，是2型糖尿病发生视网膜病变独立的可控风险因素。其他的风险因素包括妊娠和体重指数等。

良好的血糖控制能降低儿童、青少年糖尿病微血管并发症发生率，如糖尿病视网膜病变。因此，建议儿童、青少年糖尿病患者血糖控制应在保证安全的情况下尽可能使血糖达到正常范围。临床实践发现，儿童及处于青春期的青少年很难达到此水平，与青春期内分泌改变如生长激素和性激素水平升高、胰岛素抵抗及心理障碍等一系列因素有关。

一般来讲，糖尿病视网膜病变早期一般无明显症状，一旦视力明显下降，视网膜病变又常难以逆转，所以预防仍然是防治糖尿病视网膜病变的重要一环。具体措施如下所述。

（1）控制好血糖和血压，因为血糖升高可使患者视网膜血管进一步损伤，而高血压又显著增加视网膜出血的可能性。

（2）所有1型糖尿病的儿童和青少年都应该进行眼底检查，在青春期前或青春期发病的患者，12岁开始行眼底筛查；青春期后发病的患者，则建议每年1次，或根据患者眼底情况增加眼底检查次数。2 型糖尿病患者一旦确诊，应及早进行全面的眼底检查，如未发现糖尿病视网膜病变，则建议每年进行 1 次眼底检查，如发现糖尿病视网膜病变，则以后每年按医嘱增加眼底检查次数。

（3）合理用药，对已进入第Ⅲ期或Ⅲ期以上的糖尿病视网膜病变，应在医生指导下改用胰岛素治疗合理控制血糖。

（4）增加运动量与饮食调养，但如果已有糖尿病视网膜病变，应避免剧烈运动及潜水等活动。

（5）戒烟限酒。

（6）当出现视力改变时应该尽快到医院就诊，根据患者眼部具体情况决定是否需要视网膜激光光凝治疗或玻璃体切割术治疗。

典型病例　患者，代某，男性，25 岁，主因左眼无痛性视力下降 10 余天入院。入院检查：右眼视力 0.4，左眼视力 0.02。双眼结膜无充血，角膜透明，前房深度正常，房闪（－），虹膜纹理正常，瞳孔圆，直径 3mm，光反应存在，晶状体透明。眼底：右眼视盘边界尚清，动脉细，静脉迂曲扩张，视网膜大量散在硬性渗出，散在片状出血，黄斑中心凹光反射未见。左眼下方玻璃体积血，上方部分视网膜动脉细，静脉迂曲扩张,视网膜新生血管、点状出血(图 9.1、图 9.2)。

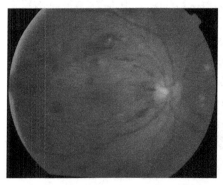

图 9.1 右眼底彩色照片显示,静脉迂曲扩张,视网膜大量散在硬性渗出,散在片状出血

扫二维码
看彩图

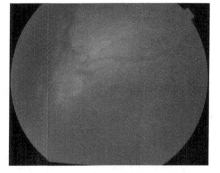

图 9.2 左眼底彩色照片显示,下方玻璃体积血,可见上方部分视网膜,伴有新生血管

扫二维码
看彩图

辅助检查:B 超显示左眼玻璃体腔内密集点状强回声及膜样强回声(图 9.3)。

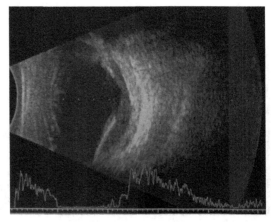

图 9.3　左眼 B 超检查显示，玻璃体腔内大量密集点状
强回声

　　既往史：患者发现视网膜病变后考虑糖尿病
视网膜病变，进行血糖等一系列检查后确诊 2
型糖尿病。余无其他全身疾病史。

　　这是一位青少年糖尿病患者，患者并无全身
不适，在眼部出现并发症后确诊糖尿病。患者在
内分泌科住院治疗，血糖控制稳定后转入眼科。
入院诊断：右眼糖尿病视网膜病变，左眼糖尿病
视网膜病变，左眼玻璃体积血。完善术前检查后
行左眼玻璃体切割术，术中清除玻璃体积血，
剥除视网膜增殖膜，行全视网膜光凝治疗。术
后门诊定期复查，给予右眼全视网膜光凝治疗，

分4次完成。治疗后患者视力稳定，视网膜病变恢复情况良好，未再发生玻璃体积血、视网膜出血等。

二、肾透析患者糖尿病视网膜病变

糖尿病视网膜病变和糖尿病肾病均为糖尿病的严重并发症。糖尿病肾病晚期会导致尿毒症，患者需长期透析以维持生命。糖尿病视网膜病变会导致患者视力下降，甚至最终完全失明。而同时患有糖尿病视网膜病变、糖尿病肾病、肾衰竭透析患者，通常同时患有高血压、心脏病等一系列疾病，患者全身情况较差，视网膜激光光凝、玻璃体切割术都可能会引发机体一系列应激反应，如何确保治疗的安全性是不容忽视的问题。因此，在做治疗之前，应请相关科室对患者全身情况进行评估，给予相应治疗，在患者全身情况稳定后进行眼科治疗，以降低患者出现全身并发症的可能性。

1. 增生前期糖尿病视网膜病变　对于增生前期糖尿病视网膜病变，应该尽早进行全视网膜激光光凝治疗。激光对机体来说是一种创伤，可引起应激反应，使血糖升高。因此，血糖降至正常，并保持稳定的情况下再进行激光光凝治疗是最好的,但临床上常很难做到这一点。一般血糖需控制稳定,空腹血糖控制在 8mmol/L 以下,三餐后血糖控制在 11.1mmol/L 以下即可进行激光光凝治疗。

目前临床上肾透析时常规使用肝素,肝素有抗凝血作用,有可能引起视网膜出血和玻璃体积血。因此,肾透析时使用无肝素透析为宜。然而,若采用无肝素透析,血液在体外易于凝固,势必浪费血液,使回输的血液减少,这加重了同时患有肾性贫血者的病情。无肝素透析血液凝固易阻塞管道和透析器,需要频繁更换管道或更换透析器,这增加了患者透析费用。因此,对于肾透析患者来说,在透析期间推荐使用低分子量肝素透析治疗。

全视网膜激光光凝时激光强度应使病灶出现轻度灰白色(即++~+++反应),通常分3~4次治疗完成全视网膜激光光凝治疗,点阵激光可一次完成。激光范围为鼻侧距离视盘≥500μm,颞侧距离黄斑中心≥3000μm,上下不超过颞侧血管弓1~3个光斑直径。

全视网膜激光光凝治疗具体方法:

（1）光斑大小（视网膜上）：200～500μm[如使用 Rodenstock 镜（或类似镜子）氩激光光斑直径为 200μm，使用三面镜时则为 500μm]。

（2）曝光时间：0.1～0.3s。

（3）曝光强度：轻度灰白色（即++～+++反应）。

（4）分布：间隔1～2个光斑直径。

（5）鼻侧距离视盘≥500μm。

（6）颞侧距离黄斑中心≥3000μm。

（7）上/下界：不超过颞侧血管弓1～3个光斑直径。

（8）延伸程度：血管弓开始（黄斑中心 3000μm 以外），至少到赤道。

（9）激光斑总数：一般有效光斑 1200～1600 点。有可能少于 1200 点，如玻璃体积血或无法完成预先计划的全视网膜激光光凝治疗。同样，也可能超过 1600 点，如屈光介质混浊导致激光吸收所致的初始治疗困难。

（10）波长：绿色、黄色或红色。

（11）分 3～4 次完成全视网膜光凝，每次光斑数 300～500 点，每次治疗间隔为 1 周。

2. 玻璃体切割术　是治疗增生性糖尿病视

网膜病变的有效方法，正确掌握手术适应证和技巧，选择合适的手术时机，对术后视功能恢复十分重要。但对于伴有严重全身疾病如肾功能不全或肾衰竭需行肾透析治疗者，如不考虑全身疾病而常规行玻璃体切割术将面临很大风险，且手术后效果不佳。若片面强调全身疾病风险，而不及时手术或放弃手术治疗，则给患者带来极大痛苦。因此，应在积极治疗全身疾病的基础上实施玻璃体切割术。

伴肾衰竭需行肾透析治疗者，手术前均需监测出凝血时间和血小板数量，手术前 1 天肾透析时应使用低分子量肝素抗凝，手术后使用鱼精蛋白中和肝素；如手术后 3 天未出现视网膜出血，恢复使用肝素抗凝剂；同时手术前使用红细胞生成素纠正贫血，服用钙通道阻滞剂和血管紧张素转化酶抑制剂将血压控制在 160/80mmHg 以下，并注意纠正水和电解质紊乱及酸碱平衡失调。

典型病例　患者，李某，男性，58 岁。主因双眼视物模糊 2 个月入院。入院检查：右眼视力 0.02，左眼视力 0.02。双眼结膜无充血，角膜透明，前房深度正常，房闪（－），虹膜纹理正常，瞳孔圆，直径 3mm，光反应存在，晶状体皮质及核混浊。眼底：双眼玻璃体腔血性混浊，视网膜窥视不清。

　　辅助检查：B超显示双眼玻璃体腔内密集点状强回声及膜样强回声（图9.4）。

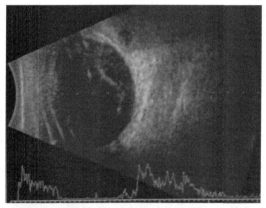

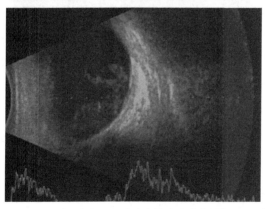

图9.4　眼B超显示，双眼玻璃体腔内密集点状强回声及膜样强回声

患者既往 2 型糖尿病病史 20 年，高血压病史 12 年，糖尿病肾病、肾衰竭 2 年，每周 3 次透析。

住院诊断为双眼玻璃体积血，双眼增生性糖尿病视网膜病变，双眼老年性白内障，2 型糖尿病，糖尿病肾病，肾衰竭。

术前肾功能检查：尿素 29.6mmol/L，肌酐 946μmol/L，尿酸 491μmol/L。在患者血糖、血压控制稳定的情况下，分别行双眼白内障超声乳化吸除术联合玻璃体切割术，术中清除玻璃体积血，剥除视网膜前增殖膜，术中行全视网膜光凝。为减少术中及术后出血等并发症，保证手术安全，术前 1 天患者肾透析使用低分子量肝素抗凝，术后第 1 次透析时仍使用低分子量肝素抗凝，术后恢复情况良好，未发生视网膜出血及玻璃体积血，于术后第 2 次透析（术后第 3 天）时恢复使用肝素抗凝剂。术后定期复查，术后视力恢复情况良好，未见视网膜再出血、玻璃体积血。

三、妊娠相关的糖尿病视网膜病变

妊娠合并糖尿病是妊娠期最常见的内科合

并症之一，其发病率逐年上升，包括妊娠前患有糖尿病者（糖尿病合并妊娠）及妊娠糖尿病（gestational diabetes mellitus，GDM），其中GDM 占 80%～90%。GDM 是指妊娠期发生或首次发现的不同程度的糖耐量异常，1979 年世界卫生组织（WHO）将其列为糖尿病的一个独立类型。

妊娠可诱发或加重糖尿病并发症，其中包括糖尿病视网膜病变。这与妊娠时血糖波动，妊娠反应可诱发糖尿病酮症酸中毒，进食量减少可出现低血糖反应有关，如此长期的血糖控制不稳定可引起或加重糖尿病视网膜病变、糖尿病肾病、糖尿病神经病变等慢性并发症。因此，育龄糖尿病患者在妊娠前、妊娠期和产后 1 年应密切随访糖尿病并发症情况。

由于妊娠可诱发或加重糖尿病视网膜病变，因此，计划妊娠的糖尿病患者，妊娠前应做详细的眼科检查，接受糖尿病视网膜病变筛查，并熟知妊娠可增加糖尿病视网膜病变发生和进展危险，并尽可能将血糖或糖化血红蛋白控制到接近正常水平，如已发生糖尿病视网膜病变，妊娠期间密切监测、控制各种危险因素，得到相应护理治疗，可明显降低糖尿病视网膜病变进展。在定期对糖尿病视网膜病变随访评估过程中，如有治疗指征，应该予以及时治疗。

（1）血糖控制：血糖失控或血糖控制不佳不仅使孕妇发生早产、宫内生长延迟及死胎的概率明显增高，还可以增加远期糖尿病视网膜病变的发生率。因此，对于拟妊娠的血糖控制不佳的妇女，最好在妊娠前就实施严格的血糖控制。

（2）妊娠期的眼底监测：眼底检查对于检测眼底疾病的发生及发展具有重要意义。对于患有不同程度的糖尿病视网膜病变孕妇，应定期进行眼底检查。如妊娠前患有轻度糖尿病视网膜病变，妊娠期视力丧失的可能性较小，应每3个月检查1次眼底；对于中度非增生性糖尿病视网膜病变，每1～1.5个月进行1次眼底检查；如糖尿病视网膜病变有恶化表现，应密切观察眼底变化，每两周检查1次，必要时应立即行视网膜激光光凝治疗。

（3）激光光凝治疗：如果在妊娠前已发现患有Ⅱ期或Ⅱ期以上糖尿病视网膜病变，建议患者推迟妊娠，进行全视网膜激光光凝治疗，可以明显降低患者视力丧失的风险，待视网膜病变稳定后再妊娠。

既往认为，妊娠对于增生性糖尿病视网膜病变是促其发展的刺激因素，对于此类患者，如未在妊娠前进行必要的激光光凝治疗，在妊娠期视力丧失的风险很大，因而被认为是妊娠的禁忌证，应该终止妊娠。但目前认为，只要及时采用全视网膜激光光凝治疗、积极控制血糖、预防妊娠并发症和加强胎儿监测，绝大部分孕妇可以继续妊娠至足月分娩，不需终止妊娠。

四、1型糖尿病引起的糖尿病视网膜病变

按照 WHO 1999 年对于糖尿病的定义与分类，1 型糖尿病可分为自身免疫性及特发性 1 型糖尿病。自身免疫性 1 型糖尿病：胰岛自身抗体多为阳性，提示可能是自身免疫反应破坏胰岛 B 细胞所致，多以酮症或酮症酸中毒起病。成人隐匿性自身免疫糖尿病（latent autoimmune diabetes in adult，LADA），在病因上也属于自身免疫性 1 型糖尿病，但由于患者起病年龄及临床表现均貌似 2 型糖尿病，易被误诊。特发性 1 型糖尿病的病因尚不明确。

1 型糖尿病，多发生于儿童和青少年，也可

发生于各种年龄。起病比较急剧，体内胰岛素绝对不足，容易发生酮症酸中毒，必须用胰岛素治疗才能获得满意疗效，否则将危及生命。

糖尿病视网膜病变是 1 型糖尿病中发生率较高、最严重的并发症，也是糖尿病微血管最严重的并发症之一，可造成患者视力严重下降甚至失明，目前已成为成年人致盲的主要原因。

糖尿病视网膜病变的严重性和视力下降程度与血糖控制水平及患糖尿病时间长短有关。1 型糖尿病多发生在 40 岁以前，大多为青少年，14 岁为发病高峰年龄。鉴于糖尿病视网膜病变患者的发病年龄与诊断年龄有时不完全符合，如某些患者第一次诊断为糖尿病时可能已出现视网膜病变，故建议青春期前或青春期诊断的 1 型糖尿病在青春期后（12 岁后）开始检查眼底，之后应每年随诊，青春期后发病的患者一旦确诊即进行糖尿病视网膜病变筛查。对于初筛以后的随访，无糖尿病视网膜病变患者推荐每年进行一次检查；一旦糖尿病视网膜病变出现或病情进展，应该增加随访次数。轻度非增生性视网膜病变患者每年 1 次或根据眼底情况决定随诊时间，中度非增生性视网膜病变患者每 3～6 个月 1 次；重度非增生性视网膜病变患者每 1～3 个月 1 次。
对于有临床意义的黄斑水肿应每 3 个月进行一次
复查。研究表明，不定期参加糖尿病眼病筛查的
糖尿病患者发展为威胁视力的糖尿病视网膜病
变的风险明显增加，这更加突出了定期眼底检查
的重要性。

　　研究认为，1 型糖尿病视网膜病变增加了糖
尿病肾病、大血管病变等其他并发症的发病风险，
危及患者视功能及生命，唯有严格的血糖控制才
是延缓糖尿病视网膜病变发生和发展的有效措
施。糖尿病控制和并发症（DCCT）研究表明，
糖尿病病程中血糖的强化管理可以将糖尿病患
者视网膜病变的风险降低 60%。

　　对于已诊断的 1 型糖尿病患者，系统严格的
血糖、血压及血脂等代谢管理是最重要的防治措
施。研究表明，糖尿病病程中血糖的强化管理可
以将糖尿病视网膜病变的风险降低 60%。长期应
用血管紧张素转换酶抑制剂或 β 受体阻滞剂控制
血压可降低大血管及微血管并发症的风险。同时，
对于血脂异常的控制也是预防和延缓糖尿病视
网膜病变的重要方面。有研究表明，血浆血脂水
平的升高与视网膜硬性渗出有明显相关性，严格

控制糖尿病患者血脂水平可以减少硬性渗出及黄斑水肿的发生率。

药物治疗主要是通过药物来改善视网膜微循环，抗氧化应激和降血脂。目前临床上广泛应用羟苯磺酸钙来改善糖尿病视网膜病变微循环及血流动力学，主要是通过改善毛细血管通透性、降低血液黏度、抗血小板聚集等作用达到治疗目的。抗氧化剂可抑制脂质氧化，清除活性氧（ROS）及自由基，可以通过阻断过氧化物形成来降低红细胞生成素、VEGF及血管紧张素Ⅱ的表达，进而延缓糖尿病视网膜病变的进展，改善其症状。

玻璃体腔注射药物治疗是近年来应用较多的治疗方式。局部注射药物包括分子靶向药物和糖皮质激素。分子靶向药物包括康柏西普、阿柏西普和雷珠单抗等，其抗VEGF有效性在临床试验及实践中已被证实。玻璃体腔内注射糖皮质激素曲安奈德，在视网膜内可通过一系列机制发挥其传统的抗炎效应，对于糖尿病视网膜病变的治疗在一定程度上能够发挥作用，还可以通过抑制前列腺素的生成抑制VEGF及其他细胞因子的产生。

手术治疗，即玻璃体切割术可以用于治疗糖尿病视网膜病变伴有玻璃体积血、牵拉性视网膜脱离、视网膜增殖膜、顽固的糖尿病黄斑水肿及新生血管性青光眼等。因此，玻璃体切割术对于重度增生性糖尿病视网膜病变及糖尿病黄斑水肿患者也是一种有效的治疗方法。

典型病例　患者，王某，女性，27 岁，主诉双眼视物模糊半年入院。入院检查：右眼视力 0.04，左眼视力指数/眼前。双眼结膜无充血，角膜透明，前房深度正常，房闪（－），虹膜纹理正常，瞳孔圆，直径 3mm，光反应存在，人工晶状体在位。眼底：双眼玻璃体腔血性混浊，视网膜窥视不清。

辅助检查：B 超显示右眼玻璃体腔内密集点状强回声及膜样强回声；左眼玻璃体腔内大量密集点状强回声，可疑牵拉性视网膜脱离（图 9.5、图 9.6）。

患者既往 1 型糖尿病病史 14 年，因代谢性白内障于 8 个月前分别行双眼白内障超声乳化联合人工晶状体植入术。

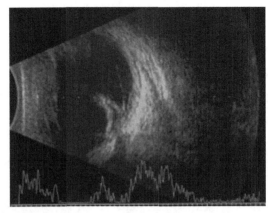

图9.5 右眼B超显示,右眼玻璃体腔内密集点状强回声及膜样强回声

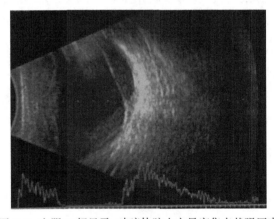

图9.6 左眼B超显示,玻璃体腔内大量密集点状强回声,可疑牵拉性视网膜脱离

入院诊断为双眼增生性糖尿病视网膜病变、双眼玻璃体积血。此例患者为年轻女性,1型糖

尿病病史 14 年，血糖控制不佳，糖尿病视网膜病变严重，视力严重下降。在血糖控制稳定后，双眼分别行玻璃体切割术，术中清除玻璃体积血，剥除增殖膜，复位脱离的视网膜，激光封闭视网膜裂孔，眼内填充硅油。术后随访，糖尿病视网膜病变病情稳定，视力较术前明显提高。

（于金国）

第十章 糖尿病视网膜病变的筛查

糖尿病视网膜病变是高发的糖尿病眼病，其导致的盲属于"难治盲"，一旦发生中度以上视力损伤，或者病变进入晚期，出现视网膜新生血管、玻璃体积血、牵拉性视网膜脱离、反复发作的糖尿病黄斑水肿等，即使手术或药物治疗，视力预后仍然较差。但是，糖尿病视网膜病变是可防、可控、可避免致盲眼病中的首位疾病，早期采用改善微循环药物或者合理及时的视网膜激光光凝治疗，可延缓或改善糖尿病视网膜病变的发展，降低晚期糖尿病视网膜病变发生的可能，从而减少严重视力损伤的危险。治疗的最佳时机是在视力受损之前，但是由于糖尿病病情隐匿，糖尿病患者对疾病认识不足及医疗资源缺乏等原因，患者一般很少在视力下降之前到眼科就诊，通常视力急剧下降时才到眼科检查，才发现患有糖尿病视网膜病变。因此，糖尿病患者接受定期糖尿病视网膜病变筛查和随访，同时给予合理的生活行为调节和必要的药物治疗非常重要。

对于不同类型的糖尿病,开始筛查视网膜病变及随诊的时间安排也有所不同(表 10.1、图 10.1)。

表 10.1 各种类型糖尿病患者接受眼科首次筛查时间

疾病类型	首次筛查时间
1 型糖尿病	12 岁之后发病,发病 5 年内开始筛查
	12 岁之前发病,在 12 岁之后每年筛查
2 型糖尿病	确诊时
妊娠糖尿病	妊娠或第一次产检时
	妊娠初 3 个月
	产后 1 年时

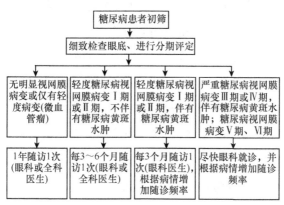

图 10.1 糖尿病视网膜病变筛查患者随诊示意图

一、1 型糖尿病患者的筛查

1 型糖尿病多发生在 40 岁以前,大多为青少年,发病年龄高峰在 14 岁,美国和加拿大的相关指南推荐在青年期之后诊断糖尿病者应在诊断 3～5 年后开始筛查眼底。澳大利亚指南和加拿大的相关指南中提到青春期前诊断的 1 型糖尿病，应在青春期后开始筛查眼底。英国的相关指南建议 12 岁开始筛查眼底。我国糖尿病视网膜病变患者的发病年龄与诊断年龄有时不完全符合，某些患者第一次诊断为糖尿病时可能已出现糖尿病视网膜病变，故我国糖尿病视网膜病变防治指南建议青春期前或青春期诊断的 1 型糖尿病在青春期后即 12 岁后开始检查眼底，之后应每年随诊，青春期后发病的患者一旦确诊即进行视网膜病变筛查。确诊有糖尿病视网膜病变的 1 型糖尿病患者应该由眼科专科医师每年检查 1 次，若病变进展为视力损伤性糖尿病视网膜病变则应该增加检查频率。合并黄斑水肿患者接受眼科筛查频次为每 3 个月 1 次。

二、2 型糖尿病患者的筛查

2 型糖尿病患者由于病情相对隐匿，疾病确诊时可能已有多年血糖升高病史，应在确诊后尽快进行眼科检查。一次或多次眼科检查正常者可以考虑每 2 年检查 1 次。确诊有糖尿病视网膜病变的 2 型糖尿病患者，应该由眼科专科医师每年检查 1 次，若病变进展视力损伤时，则应增加检查频率。我国 2 型糖尿病防治指南推荐无糖尿病视网膜病变患者接受眼科筛查的频次为 1 次/年，轻度非增生性视网膜病变患者接受眼科筛查的频次为 1 次/年,中度非增生性视网膜病变患者接受眼科筛查的频次为每 3～6 个月 1 次；重度非增生性视网膜病变患者接受眼科筛查的频次为每 3 个月 1 次。合并黄斑水肿患者接受眼科筛查频次为每 3 个月 1 次。此外，糖尿病视网膜病变与糖尿病肾病密切相关，因此，2 型糖尿病伴发微量白蛋白尿或肾小球滤过率下降者需检查有无糖尿病视网膜病变的发生。

三、糖尿病合并妊娠患者的筛查

已确诊的糖尿病患者，妊娠期间糖尿病视网膜病变有发生发展的风险，应于计划妊娠和妊娠早期进行全面眼科检查。特别指出，妊娠期确诊糖尿病的患者发生糖尿病视网膜病变的风险不增高，因此妊娠期不需要进行眼底检查。糖尿病女性患者接受眼科筛查应在妊娠前或第一次产检、妊娠初 3 个月和产后 1 年内进行。中度非增生性糖尿病视网膜病变应每 3～6 个月随诊 1 次,重度非增生性糖尿病视网膜病变应每 1～3 个月随诊 1 次，合并黄斑水肿患者接受眼科筛查频次至少为每 3 个月 1 次。如果糖尿病视网膜病变持续进展，应该交由眼科医师给予更频繁的随访和相应处理。

目前，糖尿病视网膜病变筛查采用较多的是以医院为核心的模式，即对该地区每一位到医院就诊的糖尿病患者进行系统检查和眼科检查，登记建立档案，然后定期筛查糖尿病视网膜病变。筛查项目包括糖尿病病程、血糖、糖化血红蛋白、血脂、血压、体重指数、运动情况、肺部疾病、肾病和用药史等全身指标，视力、眼底检查等眼部指标。眼底检查的重点是判断是否存在微血管瘤、视网膜内出血、硬性渗出、棉絮斑、异常微血管、静脉串珠、新生血管、玻璃体积血、视网膜前出血、纤维增生等异常改变。眼科一般检查包括视力检查、散瞳后裂隙灯下三面镜或前置镜检查、直接或间接检眼镜检查等。应将眼底照相作为糖尿病眼病的基本筛查手段，包括双眼 45°非散瞳状态下数字眼底照片各两张（黄斑区及视盘区各一张），获得相关资料后对眼底照片进行评分分级。早期糖尿病视网膜病变治疗研究推荐

7个标准视野眼底彩色照片作为诊断的金标准，但分级相对复杂。免散瞳眼底照相筛查糖尿病视网膜病变具有较好的灵敏度和特异度，高质量的眼底照片可以筛查出绝大多数有临床意义的糖尿病视网膜病变。免散瞳眼底照相还具有以下优势。①直观：通过数码照相，可以在电脑中放大，清晰观察眼底情况。②可记录：可以前后对比，客观记录。③操作简单：便于操作者掌握。④减少进一步检查及治疗费用：可用于患者随诊。⑤可整合远程医疗，提高筛查效率：这种模式将基层社区医疗资源充分应用起来，便利了糖尿病患者，同时避免了眼科专家往返基层医疗机构花费时间和费用，可以为缺乏有经验眼科医师的区域提供有效的糖尿病视网膜病变筛查，极大地提高了筛查效率。另有眼底荧光素血管造影检查：该方法可动态观察视网膜循环情况，特别是视网膜微循环出现的微血管瘤、出血、荧光渗漏点、无灌注区和新生血管等异常改变，尤其诊断为严重糖尿病视网膜病变Ⅲ期或Ⅳ期及以上，或者糖尿病黄斑水肿时更为重要。眼底荧光素血管造影是糖尿病视网膜病变诊断分期与激光治疗的重要依据，造影过程一般需要10~15min。眼底情况的检查需要注意以下几点：帮助糖尿病视网膜病变的诊断和分期；注意周边视网膜及玻璃体检查；黄斑水肿检查建议采用光学相干断层成像（OCT）和眼底荧光素血管造影；新生血管检查必要时可用眼底荧光素血管造影；严重非增生性糖尿病视网膜病变建议行眼底荧光素血管造影；玻璃体积血或合并白内障时建议行眼部 B 超检查，评估玻璃体视网膜牵拉或牵拉性视网膜脱离的程度。

预防和控制糖尿病视网膜病变的关键在于做好筛查和早期防治工作。应根据糖尿病类型以不同的方法进行相关项目的筛查，及时评估是否存在糖尿病视网膜病变及其发生风险，从而采取控制血糖、控制血压、控制血脂、合理饮食、适当体育锻炼、根据病变的严重程度选取治疗方案等预防和干预措施，减少糖尿病视网膜病变的发病率、致盲率。糖尿病视网膜病变不可逆，但可防可治。据有关统计，有眼部并发症患者的年医疗费是无并发症患者的 6.5 倍，早期防治糖尿病视网膜病变可以降低花费和致盲率。早期发现，及时治疗，可控制 50%患者的视网膜病变病情，关键在于做好筛查和早期防治工作。未合并糖尿病视网膜病变的糖尿病患者要积极控制发生视网膜病变的危险因素，出现轻度糖尿病视网膜病变的患者要严格遵医嘱定期眼科检查。进入危险期的糖尿病视网膜病变患者要及时行全视网膜激光光凝治疗，增生性糖尿病视网膜病变的患者要及时到医院手术治疗。糖尿病视网膜病变筛查项目能够帮助糖尿病患者监测眼部病情变化，同时能够为患者全身健康及相关危险因素的控制提供指导，建立良好的就医档案，早发现、早治疗，挽救视力，同时减轻医疗负担，提高患者生活质量。

（刘媛媛）

第十一章　糖尿病视网膜病变的转诊

　　分级诊疗及转诊模式，是遵照特定疾病患者临床病情的轻重缓急特征，以及实际临床治疗处置环节过程中的难易程度，为其选取不同级别的医疗机构承担疾病的具体化治疗处置干预任务，继而切实实现针对疾病的基层首诊和双向转诊目标。借由建立和执行分级诊疗业务模式，能够有效且充分实现对现行医疗资源的科学、合理、高效的应用和配置，支持和保证基本医疗卫生服务能够在广大基层城乡之间和不同级别的医疗卫生机构之间实现均等化覆盖，增加对我国广大人民群众的基础性健康水平的监测管理，切实做好疾病早发现、早治疗，改善疾病预后，提高居民健康水平。

一、建立糖尿病视网膜病变转诊网络的重要性

　　目前，我国糖尿病视网膜病变在糖尿病人群中的患病率为 24.7%～37.5%，并且呈上升趋势，

其中增生性糖尿病视网膜病变的比例为 3.3%～7.4%。糖尿病病程越长，糖尿病视网膜病变患病率越高，病情越重。2017 年国际糖尿病联盟发布患病地图称，中国是全球糖尿病患者最多的国家，患者人数约为 1.14 亿，按此推算我国糖尿病视网膜病变患者约为 3000 万。然而，目前矛盾的是，87%的糖尿病患者就诊于县级及以下医疗机构，而糖尿病视网膜病变的基本诊疗措施和适宜技术却在三级医疗机构实施。糖尿病视网膜病变流行病学结果显示，近 70%的糖尿病视网膜病变患者未能接受规范的眼科治疗，约 90%具有激光光凝治疗指征的糖尿病视网膜病变患者并未进行治疗，在接受激光治疗的患者中仅有 20%接受了规范的激光治疗。因此，通过建立明确的分诊转诊体系，充分发挥基层医院全科医生与二级及以上医院专科医师共同组成的医疗团队服务作用。在我国医疗资源水平不均一，需要针对不同资源水平的医院进行转诊指导。不同资源水平的医院可承担不同的筛查内容，视力出现损伤，不具备诊断和治疗资源的医院应向有资源的医院转诊；如果患者得不到充分的视网膜评估，则应交由眼科医师和眼底病专科医师进行检查。明确各级医疗机构中医务人员的职责，构建内科与眼科之间的双向转诊和分级诊疗体系，以达到对糖尿病视网膜病变患者的有效防护。

此外，部分糖尿病视网膜病变或者糖尿病黄斑水肿患者无明确自我症状，延误就诊，错失眼科最佳诊疗时机。亦有部分患者因为视力急剧下降于眼科就诊时，发现有糖尿病视网膜病变之后，转诊至内分泌科就诊后明确糖尿病诊断，进行糖尿病规范化治疗。因此，开展糖尿病视网膜病变筛查，早期发现，将进展期视网膜病变患者转诊至眼科，获得有效而及时的治疗，是预防失明的重要环节。糖尿病视网膜病变的主要危险因素包括高血糖、明显血糖波动、高血压、高血脂、糖尿病病程长、糖尿病肾病、妊娠、肥胖、易感基因等。因此，对于糖尿病视网膜病变患者，如患者血糖、血压、血脂等全身情况较差时，转诊至内分泌科、内科控制血糖、血压、血脂等，内科病情稳定后转诊至眼科积极治疗糖尿病视网膜病变，目的是多学科合作共同延缓糖尿病视网膜病变的进展。因此，适时而及时的双向转诊治疗显得尤为重要。

二、糖尿病视网膜病变转诊指征

1. 糖尿病视网膜病变眼科转诊指征

（1）初筛结果为无糖尿病视网膜病变或者轻度非增生性糖尿病视网膜病变（仅有微血管瘤），无糖尿病黄斑水肿，眼科1年内随诊；中度非增生性糖尿病视网膜病变，伴或不伴非累及黄斑中心凹的糖尿病黄斑水肿，于3～6个月内眼科门诊复查；重度非增生性糖尿病视网膜病变、增生性糖尿病视网膜病变、伴或不伴非累及黄斑中心凹的黄斑水肿，需立即至眼科（眼底病实力强的综合医院或专科医院）诊治；累及黄斑中心凹的黄斑水肿，伴或不伴任何一期的糖尿病视网膜病变均需立即至眼科（眼底病实力强的综合医院或专科医院）诊治。

（2）如果发现以下紧急情况需当天急诊转至眼科就诊：突然的视力丧失，视网膜脱离，视网膜前出血或玻璃体积血，虹膜红变，新生血管性青光眼（急剧眼胀痛、头痛、视物模糊）等。

2. 分级诊疗流程与双向转诊标准　为实现

糖尿病视网膜病变的早期发现及早期干预，降低患者的经济负担，中华人民共和国国家卫生健康委员会研究制定了《糖尿病视网膜病变分级诊疗服务技术方案》。其内容要求基层卫生医疗机构全科医师和医院的内科医师或内分泌科医师，需与眼科医师一起组成综合的医疗服务团队，明确各级医疗机构中医务人员的职责，构建内科与眼科之间的双向转诊和分级诊疗体系，以达到对糖尿病视网膜病变患者的有效防护。

（1）糖尿病视网膜病变初筛时患者的眼底大致正常，可建议患者控制血糖、血脂、血压等全身情况，在基层卫生机构定期随访，有条件时可复查眼底。

（2）基层卫生机构不具备眼底筛查能力或患者眼底筛查为糖尿病视网膜病变阳性，需将患者转诊到二级及以上的综合医院眼科或专科医院进行诊治。此外，部分特殊人群，如妊娠期和哺乳期妇女血糖异常或儿童和年轻（年龄＜25岁）糖尿病患者，需根据病情将患者转诊到二级及以上的综合医院眼科或专科医院进行诊治，由专科医师定期评估、辅助制订诊断治疗方案。

（3）对于眼科资源匮乏（部分二级综合医院眼科或眼科专科医院不具备治疗能力）或复杂疑难病例（中度非增生性糖尿病视网膜病变合并糖尿病黄斑水肿需激光或眼内注药者；中度非增生性糖尿病视网膜病变需激光光凝治疗者；累及黄斑中心凹的糖尿病黄斑水肿急需治疗者；增生性糖尿病视网膜病变急需手术治疗者）或紧急病例（突发明显视力下降、眼红、眼痛、眼前黑影飘动而原因不明者，需眼科确定诊疗方案者；合并新生血管性青光眼等并发症需进一步处理者或医生判断患者合并眼科处理的情况或疾病时），应该转诊至眼底病诊疗能力较强的综合医院或眼科专科医院。

（4）患者在眼科明确了诊断并确定治疗方案，且血糖控制比较稳定时，暂不需要激光光凝或手术治疗者，糖尿病视网膜病变治疗后恢复期，病情已得到稳定控制的患者，可转至基层医疗卫生机构或二级及以上综合医院内科或内分泌科进行定期随诊。

（5）当糖尿病患者全身病情加重，出现急性并发症（严重低血糖或高血糖伴或不伴有意识障碍），反复低血糖，血糖、血脂、血压长期治疗（3~6个月）不达标者，糖尿病其他严重并发症需要胰岛素治疗，部分患者血糖较高不适合眼科手术治疗等情况时，应将患者转至二级以上综合医院内科或内分泌科进行诊治，待全身病情平稳后再转回眼科进行糖尿病视网膜病变的治疗或随诊。

三、各级医疗机构在糖尿病分级诊疗及转诊中的职责

基层医疗卫生机构（乡镇卫生院或社区卫生服务中心），二级及以上综合医院内科/内分泌科的职责如下所述。①筛查：拍摄眼底照片（经过专业培训后）。②随访管理：建立档案，病情监测，糖尿病视网膜病变或者糖尿病患者健康教育与管理。③治疗：轻度糖尿病视网膜病变（无黄斑水肿的轻度或中度非增生性糖尿病视网膜病变）或者激光光凝术后恢复期；血糖、血脂、血压及糖尿病相关并发症等情况的调控及治疗。

二级及以上综合医院（眼科资源人员及设备充足）的职责如下所述。①检查设备，如眼底照相仪器、眼底荧光素血管造影和（或）光相干断层扫描仪；治疗设备，如眼底激光机；

Ⅰ级特别洁净手术室；眼科医生。②诊断：糖尿病视网膜病变明确诊断并分级。③治疗：糖尿病视网膜病变的激光光凝治疗及抗 VEGF 玻璃体腔注药治疗；重度糖尿病视网膜病变手术恢复期。④糖尿病视网膜病变或者糖尿病患者健康教育与管理。

二级及以上综合医院（眼科资源有限）的职责如下所述。①检查设备及设施：眼底照相及直接或者间接检眼镜检查；Ⅰ级特别洁净手术室；眼科专科医生少数。②诊断：糖尿病视网膜病变眼科诊断并分期。③治疗：糖尿病视网膜病变抗 VEGF 玻璃体腔注药术；重度糖尿病视网膜病变手术恢复期。④糖尿病视网膜病变或者糖尿病患者健康教育与管理。

二级及以上综合医院（眼科资源匮乏）的职责如下所述。①缺乏眼科医生及设备。②诊断及治疗：转入眼底病诊断能力较强的综合医院或者眼科专科医院治疗。③糖尿病视网膜病变或者糖尿病患者健康教育与管理。

眼底病诊疗能力较强的综合医院或者眼科专科医院的职责如下所述。①眼科深度检查：眼底荧光素血管造影、光学相干断层成像、光学相干断层扫描血管成像。②诊断：糖尿病视网膜病变明确诊断并分期，疑难病例、紧急病例诊断。③治疗：糖尿病视网膜病变的治疗包括激光光凝治疗、抗 VEGF 玻璃体腔药物注射治疗和玻璃体切割术；并发症手术治疗包括新生血管性青光眼、白内障等手术治疗。部分患者屈光间质混浊（主要是白内障），影响视网膜的观察，需尽早建议患者行白内障手术后随诊眼底情况，并视具体情况采取相应治疗措施与宣教。

糖尿病患者健康宣传教育包括：①与患者讨论检查结果及其意义；②建议无糖尿病视网膜病变的糖尿病患者每年接受 1 次散瞳眼底检查；③告知糖尿病视网膜病变的有效治疗依赖于早发现、早治疗，即使是有良好视力且无眼部症状者也要定期随诊；④告知患者降低血脂水平、维持接近正常的血糖水平和血压的重要性，告知患者对不良情绪的掌控；⑤与内科医师或内分泌科医师沟通眼部的相关检查结果；⑥为手术效果不好或无法接受治疗的患者提供适当的支持（如提供咨询、康复或社会服务等）；⑦为低视力患者提供低视力康复治疗和社会服务。

通过分级诊疗及转诊制度的建立和实施，

利用眼底照相的技术优势，发挥多学科之间的团队合作精神，致力于糖尿病视网膜病变的早发现、早干预，延缓糖尿病视网膜病变的发生和发展，提高糖尿病患者生活质量，降低患者的经济负担。

（刘媛媛）